# 『高齢者の言語聴覚障害―症例から学ぶ評価と支援のポイント―』正誤表

p.80「図1　入院時と退院時のSLTA」の記述に誤りがありましたので，下記に差し替えます。訂正してお詫びいたします。

2015年6月　（株）建帛社

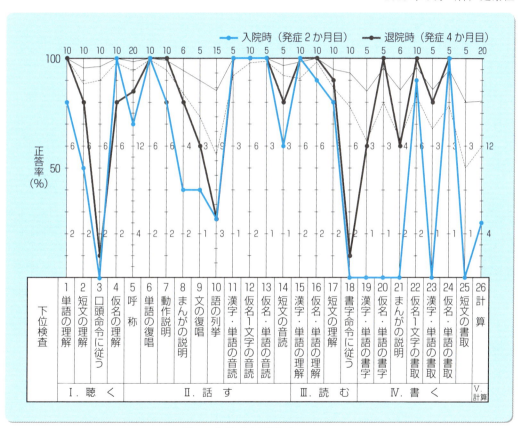

図1　入院時と退院時のSLTA

# 高齢者の言語聴覚障害

症例から学ぶ評価と支援のポイント

飯干紀代子・吉畑博代 編著

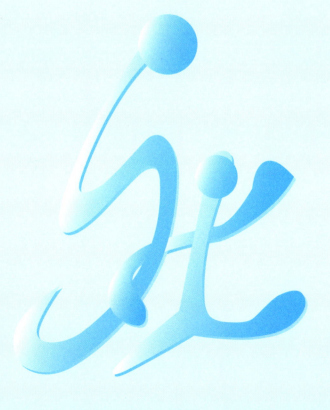

建帛社
KENPAKUSHA

# はじめに

　高齢社会に直面しているわが国においては，医療・福祉機関を訪れる人も高齢化していることを意味する．高齢者が抱える疾患や障害についての知識が必要とされるのは，療養型医療施設や介護老人保健施設だけではない．急性期から維持期まで，あるいは脳神経外科から泌尿器科まで，あらゆる病期と診療科において，高齢者を診る視点が必要になる．

　コミュニケーションに関わる専門職である言語聴覚士の高齢者に対する支援は不可欠で需要も高いが，その一方で，評価や支援の方法は確立されていない．高齢者の言語聴覚障害は重複重度化の傾向があること，覚醒レベルや認知機能の問題により通常の方法論が通用しがたいこと，加齢によって進行すること，などがその理由である．高齢者の臨床現場では，いわゆる教科書には書かれていない臨床像に臨機応変に対応する力量が求められる．加えて，言語聴覚士の養成課程において，高齢者に関する科目は必置ではないため，多くの学生は高齢者について網羅的に学習する機会が得られないまま臨床現場に出る．

　このような現状を踏まえ，本書は次の2点を目的として企画された．第1には，言語聴覚士を目指す学生が高齢者について症例を通して評価や支援の概要と方法論を学習すること，第2には，高齢者の臨床に携わる言語聴覚士が評価と支援の実際を生きた手本として参考にすること，である．言語聴覚療法領域において，高齢者に特化した症例集はこれまで存在せず，聴覚，認知（高次脳機能），構音，音声，摂食・嚥下といった障害別，加えて，高齢社会のキーワードの一つである地域支援を系統立ててまとめた本書の価値は高いと思われる．

　内容については，「障害の概要」と「症例提示」に大きく分かれる．順に読み進めることもできるし，必要な部分を辞書のように読むこともできる．図表を多用して，わかりやすく記載するよう心がけた．急性期から維持期の各ステージにおける，数か月の短期介入から15年以上にわたる長期介入まで，多様な支援のあり方の現状を率直にまとめた本である．高齢者の臨床においては厳密なデータを取ることは容易ではない．しかし，本書では，評価や介入の結果について，可能な限り客観性のある記述を心がけた．

　執筆陣は，高齢者の言語聴覚療法を日々丁寧に実践しておられる先鋭の先生方である．言語聴覚士を目指す学生のためのテキストとして，高齢者の言語聴覚療法に携わる言語聴覚士の先生方に実践的な知識や技能を提供する書籍として，一助となることを期待している．また，本書の活用を通して，人生の集大成の時期を生きる高齢期の方々に貢献できることを願う．

　平成26年12月

編者　飯干紀代子・吉畑博代

# 目次

## 高齢者の言語聴覚障害
— 症例から学ぶ評価と支援のポイント —

### 第1章 高齢者の臨床における一般的留意点（飯干） ―― 1

### 第2章 聴覚障害 ―― 7

障害の概説・評価と支援のポイント（能登谷） ……… 8

**症例1** 若年発症で高齢化した症例（川上・能登谷） ……… 10
若年期に聴覚障害を発症した症例に対する補聴器装用による
コミュニケーションへの介入

**症例2** 老人性難聴（鈴木） ……… 16
家人の病気を契機に受診した老人性難聴症例に対する補聴をめぐる介入

**症例3** 人工内耳（氏田・熊谷） ……… 22
高齢人工内耳装用者に対する長期経過によるニーズ変化に応じた
聴覚補償の介入

### 第3章 認知症 ―― 27

障害の概説・評価と支援のポイント（植田） ……… 28

**症例1** アルツハイマー型認知症（AD）（飯干） ……… 30
デイサービス利用中の中等度アルツハイマー型認知症者に対する
個別プログラムと家族支援

**症例2** 前頭側頭葉変性症（FTLD）（北村・橋本・池田・小森） ……… 35
意味性認知症に伴う語義失語とBPSDの進行に対する対応および介入

**症例3** 軽度認知障害（MCI）（江口・森本） ……… 41
もの忘れが前景となった後期高齢者の軽度認知機能障害患者と
家族に対する認知症教育と投薬治療

**症例4** 若年性認知症（加藤） ……… 46
職場復帰を目指す若年性認知症者に対する神経心理検査を活かした
復職へ向けた支援と心理的アプローチ

| 症例 5 | 聴覚障害合併例（飯干） ………………………………………………… 51
聴覚障害を伴う中等度アルツハイマー型認知症者に対する補聴器装用と
メモリーブックを用いた聴覚・認知・情動面への介入

| 症例 6 | 重度症例（武村） …………………………………………………………… 56
重度アルツハイマー型認知症者に対する残存能力を踏まえた
包括的ケアによる効果

| 症例 7 | グループ療法（相星） …………………………………………………… 61
アルツハイマー型認知症者に対する
現実見当識訓練・回想法グループ療法の実践

## 第4章　失語症　——————————————————————————65

### 障害の概説・評価と支援のポイント（東川）……………………………… 66

| 症例 1 | 若年発症で高齢化した症例（吉畑）…………………………………… 68
重度失語症者への長期にわたる AAC と参加へのアプローチ

| 症例 2 | 高齢期発症例（川口・爲数）…………………………………………… 73
高齢期に発症したウェルニッケ失語症者に対する臨床神経心理学的介入

| 症例 3 | 失語症以外の高次脳機能障害合併症例（小薗）……………………… 78
失語，失行を主症状とする高次脳機能障害者に対する
インスリン自己注射獲得の支援

| 症例 4 | 長期経過例（津田）……………………………………………………… 83
発症から長期経過した失語例に対する日常コミュニケーション実行状況に
注目した介入

## 第5章　構音障害　————————————————————————89

### 障害の概説・評価と支援のポイント（福永〔真〕）………………………… 90

| 症例 1 | 脳血管障害後の構音障害（大森）……………………………………… 93
クモ膜下出血後に中等度認知機能低下と右顔面神経麻痺を呈した
症例への構音訓練

| 症例 2 | パーキンソン病による構音障害（福永〔陽〕）……………………… 98
発症より長期経過した症例に対する意思伝達手段の確保を目指したアプローチ

| 症例 3 | 悪性腫瘍摘出後の構音障害（沖田）…………………………………… 103
中咽頭癌術後に悪習慣を伴う構音障害と嚥下障害をきたした症例に対して，
QOL 向上を目指した機能回復アプローチ

## 第6章　高次脳機能障害 — 109

### 障害の概説・評価と支援のポイント（廣實）……… 110

#### 症例1　記憶障害（森田・平野）……… 112
脳幹梗塞により発動性低下，記憶障害を呈した症例への発動性改善および記憶代償のための病識獲得に向けての介入

#### 症例2　失　行（阿部）……… 118
行為・行動の障害を呈した進行性核上性麻痺患者に対する書字関連動作，家事動作の維持を目的としたアプローチ

#### 症例3　失　認（進藤）……… 124
失語症を伴う聴覚失認者に対するコミュニケーション手段の再獲得

#### 症例4　遂　行（吉村）……… 130
アルツハイマー病患者に対する集団認知リハビリテーションにおける遂行機能への介入

## 第7章　嚥下障害 — 135

### 障害の概説・評価と支援のポイント（長谷川）……… 136

#### 症例1　嚥下訓練効果の得られた症例（中村・長谷川）……… 139
入院早期から退院先を見据えた目標設定とチームアプローチ

#### 症例2　食思不振症例①（中村・長谷川）……… 145
全般的認知機能低下を伴い食思不振を呈した摂食・嚥下障害へのアプローチ

#### 症例3　食思不振症例②（三瓶・長谷川）……… 148
全失語を伴い摂食拒否の強い嚥下障害例へのアプローチ

#### 症例4　胃瘻処置後の一部経口摂取症例（島屋敷）……… 151
脳血管障害により意識障害，嚥下障害を呈し，胃瘻造設を行った高齢者に対するQOLを目的とした段階的摂食・嚥下訓練

## 第8章　音声障害 — 157

### 障害の概説・評価と支援のポイント（福永〔真〕）……… 158

#### 症例1　音声障害症例（岩城）……… 161
加齢による音声障害症例に対するVocal Function Exerciseの原理を用いた音声治療の効果

## 第9章　地域支援 ——————————————— 165

**地域支援の概説・評価とポイント**（半田）………………………………… 166

**症例1　失語症**（小林）……………………………………………………… 168
失読失書を合併した健忘失語例に対する介護保険サービスを利用した
活動・参加面への支援

**症例2　高次脳機能障害**（半田）……………………………………………… 173
長期的支援の継続が生活機能全般の改善につながった高次脳機能障害者
―維持期（生活期）における言語聴覚士による支援

**症例3　嚥下障害**（永来）…………………………………………………… 176
嚥下障害によって肺炎を繰り返した症例に対しての在宅での支援

**症例4　認知症**（大川）……………………………………………………… 181
地域支援の実践例

# 第1章 高齢者の臨床における一般的留意点

# 1 高齢者の言語聴覚障害の特徴

　高齢者の言語聴覚障害には，脳卒中や頭部外傷など障害の起点が明確な場合と，加齢性難聴や認知機能低下など緩やかで連続的な経過をたどり，ある基準を超えると障害とみなされる場合の2通りがある。いずれにしても，高齢者の言語聴覚障害の背景には何らかの加齢性変化が内在しており，そのことが障害構造の特定や予後の予測を複雑にしている。

　高齢者の代表的な言語聴覚障害を概観すると，聴覚障害については，年齢が上がるにつれて罹患率も高くなり80歳以上は90％となる一方で，聴覚障害への支援の第一選択である補聴器を装用している者は10％以下である[1]。また，文字やシンボル認識の基盤となる視覚障害については，白内障罹患率が80歳以上で70〜80％である[2]。これら感覚系の障害は，コミュニケーションの不自由さをもたらすだけでなく，全般的な認知機能の低下につながることも指摘されている[3]。

　脳血管障害や頭部外傷などに起因する失語症については，60歳以降発症例の予後が若年発症例に比べて不良であること[4]，知的機能低下を合併する場合はさらに回復に限界のあること[5]が報告されている。一方，変性性疾患である前頭側頭型認知症に由来する進行性失語症については，近年，タイプ分類や詳細な症状分析に基づいた系統的な訓練方法の知見が集積されつつあり，今後，言語聴覚士の積極的な関与が期待される領域である。

　構音障害や摂食・嚥下障害については，加齢により発声発語器官の形態や運動に変化が生じ，声量や声の質，発話明瞭度，摂食や嚥下機能に生理的変化や低下がみられる[6]。加えて高齢期には脳血管障害やパーキンソン病などの罹患率が高まることから，両障害の罹患者数は多い。構音障害に関する大規模な調査はないが，摂食・嚥下障害については特別養護老人ホーム入所者の67.9％，介護老人保健施設入所者の56.1％が軽度〜重度の障害を有するという報告がある[7]。

# 2 高齢者の言語聴覚障害評価のポイント

## 1）基本的考え方

　高齢者の言語聴覚障害の評価は，基本的には，スクリーニング，精査，掘り下げという言語聴覚療法の通常の流れに沿う。しかし，障害の重複，易疲労性，集中力や協力性の低下などの理由により，既存の検査を所定の手続きで実施できない場合も多い。また実施できたとしても多くの検査には70歳以上の基準値がなく，明快な判断がつけがたい。今後，高齢者の言語聴覚障害を適正に評価する諸検査を早急に拡充すべきであるが，目下は，項目を厳選したスクリーニングを実施して各下位項目の結果を丁寧に解釈すること，精査を行う場合は既存の検査を一部抜粋あるいは短縮して各々の症例にオーダーメイドでアレンジすること，が現実的かつ有益な方法といえよう。

## 2）総合的・複眼視的に診る

　前述のように高齢者は機能の加齢性変化を背景にもち，かつ，複数の障害を合併することから，評価を行う際は，難聴，失語症，構音障害といった障害の縦割りでなく，障害を総合的・複眼視的にとらえる視点がより重要である。コミュニケーションの基本機能である感覚（聴覚・視覚），言語（聴覚的理解・視覚的理解・発話・書字），認知（見当識・記憶など），構音（発声・調音・プロソディ），嚥下の各機能を，一通り確認する。

　このような診方は，単に各領域の障害を検出するだけでなく，残存する機能を発見するという点，また，障害の鑑別ポイント（例えば，ウェルニッケ失語と認知症など）を抽出しやすいという点からも，きわめて意義深い。症状の各々を分析し，それらを統合して判断する，これにはかなりの力量が要求される。

　併せて，覚醒度，あるいは注意機能の確認も重要である。刺激に対する反応をチェックして時間変動の有無と程度を明らかにして報告することで，薬物治療の適応や変更への有益な補助的情報となる。

## 3）最大能力を評価するために環境調整や対応を工夫する

　高齢者は，感覚機能や注意力，理解力などの問題により，実際の能力より低いスコアが出てしまうことも多い。通常の検査における諸留意点に加え，最大能力を引き出すための配慮が特に重要である。**表1**に高齢者の評価時における環境調整と対応の工夫をまとめた。残念ながら，わが国の高齢者施設の環境は言語聴覚障害の評価に適した静謐な場所を得難い場合も多いが，最大能力を引き出すためには，教示や提示刺激の入力が確実に行える聴覚的・視覚的環境を整えることが欠かせない。

　最大能力を引き出すためにはラポール形成も重要である。経験的には，最初は協力性が低かったとしても，いったん信頼関係が得られれば，高齢者特有の義理がたさや律義さで強固な信頼関係が築ける。多くの言語聴覚士にとって患者は自分より年上である。自分がまだ経験していない年代を生きてきた人々に畏敬の念をもつことがラポール形成の基盤となる印象をもつ。

表1　評価時における高齢者の特性に配慮した環境調整と対応の工夫

| | |
|---|---|
| 環境整備 | ・明る過ぎず，暗過ぎず（例えば，晴れた日のレースのカーテン越しの光）<br>・天井の照明を自分の頭で遮らない<br>・目に見える範囲での人や物の動きを排除する（室内の出入り，窓外の車など）<br>・周囲雑音を可能な限り排除する<br>・付き添いは可能な範囲で認める |
| 対応の工夫 | ・要点を短い文で話す。重要な部分は繰り返す<br>・ゆっくりと明瞭に話す。口元を見せる<br>・本人が確認できる文字サイズで書いて渡す<br>・かしこまらず，くだけ過ぎず<br>・会話調の雰囲気を大切にする |

## 3 支援のポイント

### 1）柔軟で幅広い目標を設定する

　高齢者に対する言語聴覚療法の目標は，患者のもつ言語聴覚障害の重症度に加え，患者の心身の状態像によって，次の4つに整理できよう（表2）。第一に，回復期，あるいは廃用による機能低下など訓練効果が期待できる場合は，積極的に改善を目的とする。例えば，失語症，構音障害，音声障害などは，軽度あるいは中等度の認知機能低下を伴っていたとしても，精査結果を基に症状の発現機序を推定し，それをターゲットにした機能訓練を行うことで，機能回復が達成できることを経験する。高齢であることだけを理由に，積極的な訓練対象から外すことがあってはならない。

　第二は，進行性の障害あるいは加齢による機能低下が著しい場合は，機能維持あるいは低下を緩やかにすることを目的とする。第三は，機能維持も困難な場合は，ホスピス・緩和ケアの基本態度，「何かをすることではなく共にいること（not doing, but being）」が目的となろう。第四は，言語聴覚の諸機能に限定せず，意欲や情動の向上，行動障害の軽減，日常生活行為の拡大，他のリハビリテーションや医療行為への寄与，QOL拡充といった幅広い対象をも，介入の目的とする。

　これら第二，第三，第四の目的は，患者との訓練や支援を進めていくなかで，「これでよいのか」と不安や疑念を抱いたり，他職種や家族の前で専門職としてのアイデンティティが揺らいだりすることもある。しかし，高齢者医療とリハビリテーションの基本となる考え方の一つである高齢者総合機能評価（comprehensive geriatric assessment：CGA）[8]に示されるように，基本的・手段的・社会的ADL，認知機能，情緒，意欲，コミュニケーション能力，栄養，生活環境，本人の意思などに総合的に介入・支援することは，高齢者支援の重要な責務である。

### 2）生活支援の視点をより強く持つ

　生活支援は，どの年代層の患者においても必ず考慮しなくてはならないが，高齢者の場合，人生の終盤の時期をどう支援するかという点において，日々の生活を丁寧に支援することの意義は大きい。1日，1週間，1か月という単位の生活場面に沿って，残存機能を具体的に活用できるような支援を行う。高齢期の生活は，身体機能の低下，社会的役割の減少，疾病，近親者の逝去など，喪失感や寂しさを伴うライフイベントが多か

表2　高齢者の言語聴覚療法の目的

| 高齢者の状態像 | 目的 |
| --- | --- |
| 1. 回復期，廃用による機能低下 | 積極的な改善 |
| 2. 進行性，顕著な加齢性低下 | 機能維持あるいは低下を緩やかにする |
| 3. 機能維持が困難 | ホスピス・緩和ケアの基本態度<br>「何かをすることではなく共にいること（not doing, but being）」 |
| 4. 言語聴覚機能への介入が困難 | 意欲や情動の向上，行動障害の軽減，日常生活行為の拡大<br>他のリハビリテーションや医療行為への寄与，QOL拡充 |

れ少なかれ生じる．支援プログラムには，安らぐ，落ち着く，楽しい，嬉しい，希望がもてる，達成感がある，といったポジティブな感情を生起するような内容を盛り込むよう心がけることも重要である．

高齢期の患者は，長い年月の生活の積み重ねの結果として，他の年代の患者より，個別性が高く，先鋭化している印象をもつ．したがって現在の生活上の困り感だけでなく，これまでの人生史を本人や家族から聴取することが，支援の有益な基礎資料となる．どのような経験をして，何を大切にしてきたかを知ることで支援の糸口が見つかることも多く，得た情報を他職種に伝えることで患者を取り巻く環境を多角的に変えることにもつながる．

### 3）複数のキーパーソンを確保し，地域と連携する

家族支援の重要性はいうまでもないが，高齢期の患者の場合，キーパーソンが高齢である，遠方居住のため密な連絡がとれない，そもそも身寄りがないなど，他の年代の家族とは異なった対応が求められる．複数のキーパーソンを確保し，各々の背景や特徴をつかんでおくことが欠かせない．

難聴や認知機能低下など，キーパーソン自身が言語聴覚療法の対象，あるいは，言語聴覚療法的な対応を迫られる場合もある．大きな字でメモ書きする，リーフレットにして常に持参してもらう，繰り返し説明するなど，言語聴覚士の専門性を発揮できる貴重な場とも考えられよう．他職種に高齢家族とのコミュニケーションのとり方をアドバイスすることも専門職として価値が高い．

高齢者と家族の生活を支えるという点では，病院・施設内だけでなく，地域包括支援センター，市区町村の各種サービス，NPOなどとの連携や，ケアマネジャー，民生委員などとの情報交換も重要な仕事である．

## 4　まとめ

Searlら[9]によると，speech-language pathologist（SLP）は，高齢者に対して学術的興味がもてない，専門的キャリアにおいて価値を見出せない，高齢患者と接する時間を増やそうとしないなど，ネガティブな態度をもつ傾向があるとされる．しかし，一方で，高齢者に関する知識が多いSLPは，高齢患者に対してポジティブな態度をもつことも示されている．

言語聴覚士による介入は，そもそも厳密なエビデンスを示しにくい領域であり，特に高齢者については，加齢による機能低下も加わって訓練効果を立証することが難しい．明確な改善が得られないため，治療者としての満足感も得難い場合が多い．しかし，高齢者臨床には，高齢者ならではの奥深さがあるのも事実である．高齢者に関する知識を増やし，量と質双方の変化を丁寧に追い，可能な限りエビデンスを意識しながら，臨床活動を蓄積していくことが期待される．

### 引用文献

1) Allen NH, Burns A, Newton V, et al：The Effect of improving hearing in dementia. Age Ageing 32, pp.189-193, 2002.
2) Iwano M, Nomura H, Ando F, et al：Visual acuity in a community-dwelling Japanese population and factors associated with visual impairment. Jpn J Ophthalmol 48, pp.37-43, 2004.
3) Lin FR, Metter EJ, Richard J, et al：Hearing Loss and Incident Dementia. Arch Neurol 68, pp.214-220, 2011.
4) 佐野洋子，小嶋知幸，加藤正弘：失語症状の病巣別回復経過の検討．失語症研究 20, pp.311-318，2000.
5) 飯干紀代子：失語症の回復と認知機能．高次脳機能研究 34, pp.315-323，2014.
6) 今泉敏：音声音響検査．MB ENT 20, pp.19-23，2002.
7) 日本健康・栄養システム学会：介護保険施設における摂食・嚥下機能が低下した高齢者の「食べること」支援のための栄養ケア・マネジメントのあり方に関する研究．pp.22-26, 2014.
8) 鳥羽研二：高齢者医療とリハビリテーション．老年学テキスト（飯島節，鳥羽研二編），pp.207-214，南江堂，2006.
9) Searl J, Gabel RM：Speech-language pathologists' attitudes toward aging and the elderly. Communication Science And Disorders 30, pp.146-155，2003.

第 2 章　聴覚障害

# 障害の概説・評価と支援のポイント

## 1　聴力の加齢による変化

　老化現象とは，加齢により運動器系（骨関節・筋など），呼吸器系，循環器系，神経系，代謝機能，精神機能などに形態的変化のみならず機能的変化をもたらすことである。本章では，このなかの神経系に属する聴覚機能について，高齢者に生じる聴覚障害の特徴，評価や支援のポイントを概説する。

　ヒトは20歳を過ぎると，誰でも高音域の周波数から聴力が低下し始め，そのために語音弁別能（言葉の聞き取り能力）が低下する。高音域は，日本語語音のうち，/s/ や /k/ などを含む言葉の聞き取りに重要な役割を果たす周波数帯域である。/s/ 行や /k/ 行を含む日本語は多く，これらの語音が聞き取れなかったり，聞きにくかったりすると，日常の会話に支障をきたすようになる。例えば，「さかむらさん」を「たかむらさん」と聞き違ったりするのである。聴力の正常範囲は平均20 dB（デシベル）で，より高い周波数から聴こえが悪くなる。8,000 Hz（ヘルツ）の聴力は，中井によると50～59歳では平均20 dBを超え，60～69歳では平均40 dB以上となり，70～75歳では平均60 dBを超えるという[1]。4,000 Hzは50～59歳では20 dB近く閾値が上昇し，60～69歳では30 dB，70～75歳では平均50 dB程度上昇するという。このように，60歳以上では聴こえに何らかの問題を生じるといっても過言ではない。

　高齢者の聴覚障害は一般に老人性難聴といわれ，当初高音域が低下するが，進行すると中低音域も含めて低下する。一般的には両側性，進行性であるが，個人差が大きいともいわれる。これらは，内耳のラセン器感覚細胞の消失，神経線維の変性，血管条の一次変性を伴う代謝障害，基底板の生理機能の変化，蝸牛毛細血管の変化などによるとされている。全身で起こる老化現象が，内耳でも生じているわけである。

## 2　高齢者の聴覚障害の評価

　聴覚障害は，どこで難聴が生じているか，いつから難聴になったか，どのような経過で難聴になったかによって分類されることが多い。まず，難聴が生じる場所による分類では，音の通り道である外耳，中耳，内耳，脳幹，大脳のいずれかの場所の障害で難聴をきたす。それらは，中耳までに障害があると伝音難聴，内耳やそれ以降に障害があると感音難聴，両方に障害があると混合難聴と呼ばれる。また，いつから聴こえが悪くなったかによる分類では，生来の難聴である先天性難聴と生後に難聴を生じた後天性難聴に分けられる。後天性難聴であっても，乳幼児期の言語習得前に難聴になった場合を

言語習得前難聴，言語習得後に難聴をきたした場合を言語習得後難聴，年齢とともに徐々に聴力が低下していった場合を進行性難聴，言語習得後の成人の場合には中途失聴，ある日突然聴こえが悪くなった場合には突発性難聴といわれている。さらに，聴力の程度によって，軽度難聴，中度難聴，高度難聴と分類される。

ここではいつから聴覚障害が生じたかの分類に従って，それぞれの時期による聴覚障害の違いや評価と支援のポイントについて概説する。

まず，先天性聴覚障害で高齢になった人の場合は，日常生活でのコミュニケーション手段によって分けて考えるとよい。手話を利用して日常生活のコミュニケーションを行っている場合には，加齢による手指のこわばりなどで手話による表現が拙劣になることもあるので，手話サークルの指導者や手話ができる言語聴覚士などに，手話が十分通じているのかを評価してもらうことが望ましい。また，時代の移り変わりとともに新しい手話がつくられるので，その学習・記憶についても評価を受けることを勧めたい。記憶や注意力の問題については，言語聴覚士がいる医療施設などで評価する。

先天性聴覚障害者で，話し言葉によって日常のコミュニケーションを図っている人は，年齢とともに高音域の聴力が低下するので，言葉の聞き取りが低下し，会話の理解も悪くなる場合がある。したがって，定期的な聴力検査とともに，補聴器装用下での聞き取り能力を評価する必要がある。また，言葉の面では，言葉の聞き取り能力の低下とともに，発話面で子音の構音が弱くなり，それに伴って会話明瞭度が低下する傾向を示すので，評価，構音指導をする。

手話でも音声言語利用者でも，読話を併用してコミュニケーションを図っている人が多いので，視力の評価も重要である。定期的に眼科を受診するよう勧める。

次に，後天性難聴の場合について述べる。言語獲得後の聴覚障害例では音声言語を用いて日常生活を送っている人が多いと予想される。中途失聴でも50〜60歳代になってから聴こえが悪くなり，補聴器や人工内耳を選択している人は，読話や文字利用を積極的に用いている場合が多くみられるが，上述のように定期的な聴力検査，補聴器の調整，人工内耳のマッピングや視力の評価が重要である。補聴器や人工内耳以外に手話の習得を勧められ，手話サークルなどに参加している人もいるが，熟年層になってから，手話を習得する難しさもあるので，日本語を獲得した後に聴覚障害となった人には，社会資源として文字情報を得られやすい環境をもっと提供する必要があると考える。

以上，説明したことは聴覚障害者本人に対するサポートのポイントであるが，本人以外の家族や周囲の関係者からも，生活上の困り感などについて十分情報を得ておくことが大切である。高齢者はしばしばテレビのボリュームを上げれば聞こえるので，補聴器などの必要性を感じていないが，まわりの家族にとってはうるさくて困っているなど，よく出くわす問題である。両者の意見をよく聞いて，各々がどのように困っているのかについて，言語聴覚士が間に入って問題の整理をすることが望ましい。その場合に，「聴こえ」というものの特徴について，わかりやすく説明できるように普段から資料や実体験できるような機器などを準備しておくとよい。

**引用文献**

1）中井義明：聴こえの臨床．p.41, 新興医学出版，2003.

若年発症で高齢化した症例

# 症例 1 若年期に聴覚障害を発症した症例に対する補聴器装用によるコミュニケーションへの介入

## 1 症例基礎情報

> **基本情報**
> 70歳代男性，左下肢潰瘍による切断，両側高度難聴
> 教育歴：中学校卒　　　　職歴：農業
> 家族構成と居住：一戸建てに弟と二人暮らし
> 近所に弟家族，妹家族が住んでおり，頻繁に訪問している。入院中の身の回りの世話はこの弟と妹が行っている。

### 1）現病歴

X-25年頃，左下肢大腿部を事故で受傷。X-2年より左下腿腫脹が増悪したため近医にて加療を行い，X年に腫脹が増悪し，当院受診。精査の結果，左大腿切断術が施行された。2週間ほど前より左耳に耳漏を認め，また，両耳難聴のために病棟スタッフ，リハビリテーション科医師，PT，OTとのコミュニケーションに支障があるため耳鼻咽喉科，補聴器外来紹介となった。

### 2）補聴器外来初診時の状況

補聴器外来には本人のみが受診。対話時に話者の口元を注視し，左耳に手を当て乗り出すように傾聴する。コミュニケーション態度に問題なく，穏やかではあるものの，声量が大きく，聞き誤りや聞き返しが頻繁に認められた。また，「右耳はもともと聞こえない。耳だれが出たりして，聞こえたり聞こえなかったりする」との訴えもあり，従来から聴こえの左右差を自覚していた。しかし，「ずっと聞こえていないから，補聴器がなくても大丈夫だと思う」との発言もみられた。耳元で大声で話すと会話は成り立ち，言語能力に大きな問題は認められなかった。会話中，構音に軽度の歪みが認められた。

## 2 評　価

### 1）視診および画像診断

初診時，右耳には鼓膜線維化を，左耳には鼓膜穿孔はないものの鼓膜の線維化と外耳道に軽度びらんを認めた。CT所見において，両側の鼓室内に軟部陰影を認めた。

## 2）標準純音聴力検査

4分法による平均聴力レベルは気導聴力が右耳107.5 dBHL以上，左耳77.5 dBHL，骨導聴力は右耳60.0 dBHL以上，左耳60.0 dBHLであった。両側ともにA-B gap（air-bone gap：気骨導差）を認める混合難聴であった（図1）。

## 3）語音聴力検査

右耳は語音聴取閾値，語音弁別能ともに測定不可能であった。左耳は語音聴取閾値が95 dBHL，語音弁別能は100 dBHLで55％であった（図2）。

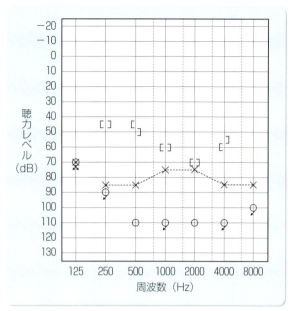

図1　初診時の標準純音聴力検査結果

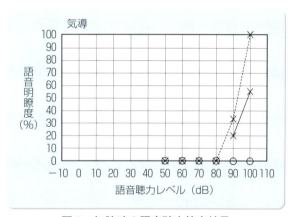

図2　初診時の語音聴力検査結果

# 3　目標と訓練プログラム

初診時の状況より，会話時には良聴耳を話者に向ける，話者の口元を注視する視覚的情報を手がかりにするなど会話技術を体得しており，本人は難聴に対する不便さを感じていなかった。また，構音に軽い歪みを認めた。耳鼻咽喉科を受診し，画像診断より両側ともに真珠腫性中耳炎[*1]と診断されたことから，若年期より中耳炎を繰り返したため，慢性的に長期にわたって聴力低下を生じたと考えた。

治療としては外科的治療（手術）が適応となり，状態が落ち着いてからの補聴器装用

---

[*1] 真珠腫性中耳炎：中耳に白い堆積物ができる。進行すると骨破壊によりさまざまな症状や合併症が起こる。CT画像により真珠腫塊を確認する。治療は病変の完全摘出と聴力改善のための鼓室形成術。

が好ましいが，当初の主訴が医療スタッフからの入院生活およびリハビリテーションにおけるコミュニケーションの効率向上であったため，以下の計画を立てた。

### 1）補聴器の選択と装用（図3）

まず，良聴耳である左側に補聴器の調整・装用を行い，入院生活およびリハビリテーション時のコミュニケーション改善を図る。

退院後に耳鼻咽喉科外来にて中耳炎の加療，全身状態をみて，手術を予定することになった。まず，左耳の手術を先行し，その間右耳に補聴器を装用してもらう。そのために右耳に対する補聴器の再調整を行う。左耳の術後状態が安定した段階で，補聴器を左耳の聴力に合わせて再調整し，左耳装用に変更し，右耳の手術を行う。

術後，状態が安定した段階で両耳装用にするか片耳装用にするかを本人に確認し，片耳装用を希望した場合は補聴器装用耳を決定する。

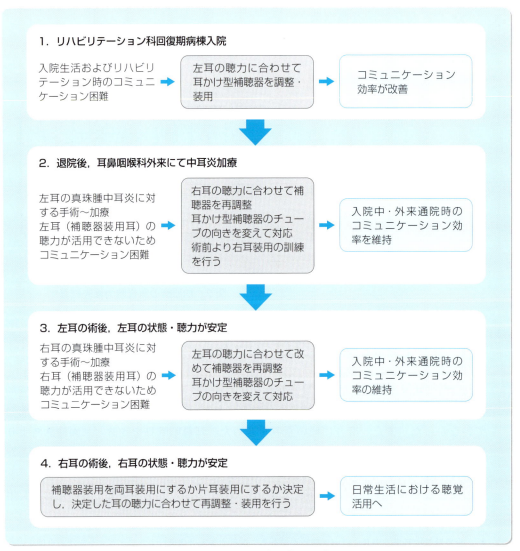

図3　問題点と補聴器装用の流れ

補聴器のタイプは両耳の交互装用に対応できるよう耳かけ型補聴器を選択する。

### 2）入院中の補聴器装用

　入院生活とリハビリテーションの際のコミュニケーションに残存聴力を活用するため，左耳の聴力に合わせて補聴器を調整・装用する。本人が補聴器の必要性を感じていないため，まずは医師，病棟スタッフ，PT，OT に補聴器に関する情報提供と，本人とのコミュニケーション時の指導を行う。また，同様に家族指導も行う。

### 3）外科的処置後の聴覚管理と補聴器装用

　両側の術後，耳の状態が安定した段階で再度諸検査を行い，補聴器装用耳を決定・調整し，家族指導を含む装用およびコミュニケーション指導を行う。また，処置後の聴覚管理も定期的に行う。

## 4　経　過

### 1）補聴器の選択と装用

　初回，補聴器外来にて補聴器を試聴した際に「これはよく聞こえるからいいな」と補聴効果を認めた。手の巧緻性や言語理解力に問題なく，補聴器の操作は可能であった。耳栓が外耳道から頻繁に抜けるため，ハウリングが起こり，何度も入れ直す必要があった。これに対しては，後日，イヤモールドを作製し対応した。

　難聴期間が長かったため，本人の声量や家族からの声かけの声量が大きく，本人より「自分の声も（訪問してくる）家族の声もうるさい」との訴えがあった。本人に対しては声量を調節しながら会話をすることで，発話時の適切な声量についての指導を行った。また，家族に対しては声量の調整と，発話速度や言葉を区切って話しかけるなどの指導を行った。補聴器の管理なども含め，紙面にポイントを箇条書きにして共通知識とした（図4）。

### 2）入院中の補聴器装用

　入院中，病棟担当者や PT，OT に補聴器について，簡単な操作などの説明を行い，病室に共通情報を掲示した（図4）。また，話しかける前に必ず補聴器の装用とスイッチの状態を確認し，会話時の視線の確認と発話速度が速くならないよう徹底した。その結果，コミュニケーションの効率が上がり，PT，OT 実施時に談笑する場面も増え，セラピストの負担も減少した。

### 3）外科的処置後の聴覚管理と補聴器装用

　リハビリテーション科退院後，耳鼻咽喉科外来にて加療，全身状態をみて真珠腫性中耳炎の手術（両側ともに鼓室形成術Ⅳ型コルメラ法[*1]）を行った。両側の手術後，定期

---

[*1] 鼓膜形成術Ⅳ型コルメラ法：アブミ骨底板のみが可動性をもって残ったときに新鼓膜をアブミ骨底板に接着し，蝸牛窓（正円窓）と耳管を含む小鼓室をつくる。このとき，新鼓膜とアブミ骨底の間に代用の軟骨や代用耳小骨を置く方法。

## 患者の家族への覚書

### ○○様とお話をする際には以下の点に気をつけてください

①補聴器がきちんと装用できているか確認してください。

〈音が出ていない、または聞こえが悪くなっている場合〉
- スイッチが入っているか確認する。
  ⇒電池ボックスが開いていないか確かめてください※1。
- 耳栓が耳垢などで詰まっていないか確認する。
  ⇒穴が詰まっていたら耳栓の部分を外してブラシなどで掃除をしてください。
- 電池がなくなっていないか確認する。
  ⇒新しい電池に変えてみてください。
- 補聴器に問題がない場合は聞こえが悪くなっているかも。
  ⇒耳鼻科受診を勧めてください。

〈補聴器がピーピー鳴る場合〉
- 耳栓が耳の穴に入っているか確認し、耳栓が外れている場合はしっかり入れ直してください。
- 音が大きくなっている場合はスイッチを一度切って(電池ボックスを開ける)、再度入れ直してください※2。

②話をするときには表情や口元が見えるようにしてください。補聴器は音を大きくするだけのものです。

③大きな声を出す必要はありませんが、ゆっくりめに話してください。単語ごとに区切るようにして、短い文で話すようにしてください。

何か不明な点がございましたら、言語聴覚士の川上まで連絡ください。

## 病棟への覚書

### 補聴器について

1. 補聴器を装用していても聞こえが悪いと感じたら、以下の点に注意してください。
   ① スイッチが入っているか。
   ⇒電池ボックスが開いていないか確かめてください※1。
   ② 耳栓に耳垢などが詰まってないか。
   ⇒耳栓部分だけ外れますのでブラシやアルコール綿などで掃除をしてください。
   ③ 電池はなくなっていないか。
   ⇒上の2点が問題ない場合、軽く掌に握って「ピー」っと音が鳴らなければ電池切れです。

2. 補聴器装用中の会話について
   ① 話をするときには表情や口元が見えるようにする。
   ⇒補聴器は音を大きくするだけのものです。理解には視覚的な情報が助けになります。

3. 補聴器がピーピー鳴る場合
   ① 耳栓をしっかり耳に入れてください。
   ② 音が大きくなっている場合があります。一度スイッチを切ってください※2。

何かあればリハビリテーションセンター言語聴覚士川上(内線:○○○○)まで連絡してください。

**図4　患者の家族への覚書および病棟への覚書**

※1:耳かけ型のデジタル補聴器であったためスイッチは電池ボックスの開閉で行われる。
※2:デジタル補聴器のボリュームコントロールではどのレベルの大きさか数字表記はなく視覚的にわからないため、一度スイッチを切ることで基準設定の音量に戻すこととした。

---

的に聴力検査を行い、状態が安定した時点での聴力検査結果は右耳 67.5 dBHL、左耳 82.5 dBHL であった(図5)。術後、良聴耳が右耳になり本人の希望もあったため、補聴器は右耳装用とすることとした。

# 5　考察・まとめ

本症例は言語習得後に生じた真珠腫性中耳炎を繰り返していた高齢者である。コミュニケーション時の理解面に問題はなかったが、構音の歪みなどから、若年期に聴覚障害を発症し、聴力の低下が比較的長期間に及ぶと考えられた。補聴器外来受診時には、聞き取りにくさの対処法を体得しており、難聴の自覚があるにもかかわらず、本人自身の困り感はなく、入院・リハビリ生活を送るにあたり、周囲の関係者から難聴によるコミュニケーション障害が浮上した例である。

加齢に伴う聴力の低下は、年月をかけて徐々に進行していくため自覚が困難とされ、

補聴器の必要性を感じない症例も少なくない。さらに，若年期からの聴力低下で，本人だけでなく，家族も難聴に慣れていることが考えられた。内田らの報告によると，わが国の難聴有病率は年齢とともに徐々に増加し，65歳以上で急増しているが，補聴器活用は不十分であることを指摘している[1]。また，伊藤らは補聴器の適応があると診断を受け補聴器を購入しても，その後の装用指導や聴覚管理に問題や課題がある[2]としており，専門家の介入と家族の協力が不可欠である。

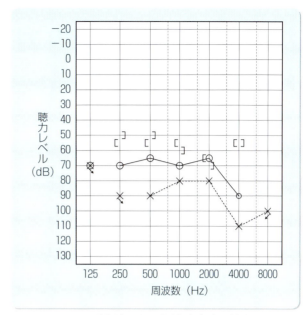

図5　両耳手術終了後の標準純音聴力検査結果

　言語聴覚士が成人の聴覚障害に対して行うリハビリテーションは，①補聴と残存聴力の活用，②コミュニケーション障害の改善，③障害認識と社会適応の促進が主な課題となる[3]。本症例では残存聴力の活用とコミュニケーション障害の改善は達成できている。今後，年齢的なことを考慮すると，補聴器装用によってQOLの向上につながることが理想である。

### 引用文献

1) 内田育恵，杉浦彩子，中島務ほか：全国高齢者数推計と10年後の年齢別難聴発症率―老化に関する長期縦断疫学研究（NILS-LAS）より．日本老年医学会雑誌 49(2)，pp.222-227，2012．
2) 伊藤恵子，千年紘子，藤田侑希ほか：当院補聴器外来における補聴器装用に関わる要因についての検討．耳鼻 58，pp.1-11，2012．
3) 鈴木恵子：成人の指導・訓練．標準言語聴覚学 聴覚障害，pp.255-279，医学書院，2010．

### 参考文献

▶ 小寺一興：補聴器フィッティングの考え方．診断と治療社，2006．
▶ 鳥山稔，田内光編集：言語聴覚士のための基礎知識耳鼻咽喉科学，第2版．医学書院，2007．
▶ 洲崎春海，鈴木衞，吉原俊雄編著：SUCCESS耳鼻咽喉科．金原出版，2007．

老人性難聴

症例 2　家人の病気を契機に受診した老人性難聴症例に対する補聴をめぐる介入

## 1　症例基礎情報

> **基本情報**
> 70歳代女性，老人性難聴
> 職歴：主婦　　　　　　趣味：俳句
> 家族構成と居住：80歳代の夫と二人暮らし。
> 特記すべき既往歴なし。右利き。二人の息子は近県に在住しているが，数か月に一度訪ねて来る程度の交流。

### 1）現病歴

X-16年，パート勤務先の検診で難聴を指摘され近医受診。「老人性難聴はあるが実用上問題ない」との診断を受けた。その後，聞こえに大きな問題を自覚せず経過した。

X年，呼吸器系疾患で体力が落ち発話が不明瞭になった夫との会話に困り，補聴器装用を主訴に来科した。

## 2　評価

### 1）初期評価（X年1月）

①聴覚検査：標準純音聴力検査および語音明瞭度検査の結果を図1に示す。
②耳鼻咽喉科医の所見：加齢に伴う難聴。そのほか耳科的異常所見なく補聴器の適応あり。
③「きこえについての質問紙2002」[1-2]（以下質問紙，表1）による評価（図2中に●で呈示）。
④面接による評価：会話中，聞こえにくいと当惑した表情を見せるが聞き返しはまれで，情報が曖昧なままうなずくことが多い。しかし，自覚的には夫以外の人との会話で問題を感じることはなく，夫との会話に補聴器を使いたいと言う。
⑤初期評価のまとめ：普通話声の会話においても補聴が必要な難聴が認められる。大きめの声ではっきり伝えれば理解良好で身体的な悪条件もないため，補聴器が有効と推定される。難聴の自覚はあるが，曖昧な反応が多くコミュニケーション上の齟齬が生じやすい。

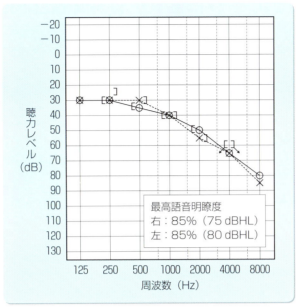

**図1 標準純音聴力検査および語音明瞭度検査の結果**

最高語音明瞭度
右：85%（75 dBHL）
左：85%（80 dBHL）

| 下位尺度 | | 各質問項目の素点（左上の丸囲み数字は質問項目の番号を示す） | 素点合計 | 評価点 1 | 2 | 3 | 4 | 5 |
|---|---|---|---|---|---|---|---|---|
| 聞こえにくさ | 比較的よい条件下の語音聴取 | ①2 ② 3 ③ 3<br>　1　　2　　2 | 8<br>5 | 3～6 | 7～8 | 9 | 10～11 | 12～15 |
| | 環境音聴取 | ④2 ⑤4<br>　2　1 | 6<br>3 | 2～4 | 5 | 6 | 7～8 | 9～10 |
| | 比較的悪い条件下の語音聴取 | ⑥3 ⑦4 ⑧4 ⑨3 ⑩3<br>　2　3　3　2　2 | 18<br>12 | 5～16 | 17 | 18 | 19～20 | 21～22 | 23～25 |
| 心理・社会的影響 | 直接関連した行動 | ⑪3 ⑫3<br>　2　2 | 6<br>4 | 2～3 | 4 | 5 | 6 | 7 | 8～10 |
| | 情緒反応 | ⑬4 ⑭3 ⑮4<br>　3　3　3 | 11<br>9 | 3～6 | 7～8 | 9～10 | 11 | 12～15 |
| コミュニケーションストラテジー | | ⑯2 ⑰2 ⑱4 ⑲2 ⑳4 ㉑3 ㉒4 ㉓3<br>　2　3　3　2　4　3　3　22 | 26 | 8～16 | 17～20 | 21～23 | 24～26 | 27～40 |

**図2 「きこえについての質問紙2002」による評価―補聴前および補聴後の結果**

注：補聴前後の結果を，図中にともに示した。
補聴前の素点を黒数字で欄の左上に，補聴後の素点を色数字で右下に示し，評価点のプロフィールは補聴前を●で，補聴後を●で示した。

## 3　目標と訓練プログラム

　夫との会話の改善を目指して耳かけ型補聴器の試聴を開始する．さらに，より日常的なコミュニケーションの改善と生活の質の向上を目指して，難聴と補聴器の装用効果に対する認識を修正，促進しつつ，徐々に装用場面を拡大し終日装用を図る．

表1 「きこえについての質問紙2002」 23の質問項目と回答肢

| 下位尺度 | | | 質問項目 | 回答肢 |
|---|---|---|---|---|
| 聞こえにくさ | 比較的よい条件下の語音の聴取 | ① | 静かな所で，家族や友人と1対1で向かい合って会話する時，聞き取れる | a |
| | | ② | 家の外のあまりうるさくないところで会話するとき，聞き取れる | |
| | | ③ | 買い物やレストランで店の人と話すとき，聞き取れる | |
| | 環境音の聴取 | ④ | 後から近づいてくる車の音が，聞こえる | b |
| | | ⑤ | 電子レンジの「チン」という音など，小さな電子音が聞こえる | |
| | 比較的悪い条件下の語音聴取 | ⑥ | うしろから呼びかけられたとき，聞こえる | b |
| | | ⑦ | 人ごみの中での会話が聞き取れる | a |
| | | ⑧ | 4，5人の集まりで，話が聞き取れる | |
| | | ⑨ | 小声で話されたとき，聞き取れる | |
| | | ⑩ | テレビのドラマを，周りの人々にちょうどよい大きさで聞いているとき，聞き取れる | |
| 心理・社会的影響 | 直接関連した行動 | ⑪ | 聞こえにくいために，家族や友人に話しかけるのをやめる | c |
| | | ⑫ | 聞こえにくいために，一人でいたほうが楽だと思う | d |
| | 情緒反応 | ⑬ | 話が聞き取れなかったときに，もう一度繰り返してもらうのは気が重い | e |
| | | ⑭ | 聞こえにくいことが，あなたの性格になんらかの影響を与えていると思う | d |
| | | ⑮ | 聞こえにくいことが，あなたの家族や友人との関係になんらかの影響を及ぼしていると思う | |
| コミュニケーションストラテジー | | ⑯ | 話が聞き取りにくいときは，話している人に近づく | f |
| | | ⑰ | 会話中は，相手の口元を見る | |
| | | ⑱ | うるさくて会話が聞こえないときは，静かな所に移る | |
| | | ⑲ | 話が聞き取れなかったときは，近くの人に尋ねる | |
| | | ⑳ | 話が聞き取れなかったときは，もう一度繰り返してくれるよう頼む | |
| | | ㉑ | 小声や早口の相手には，ゆっくりはっきり話してくれるよう頼む | |
| | | ㉒ | 相手のことばを聞こえた通りに繰り返す | |
| | | ㉓ | 自分の耳が聞こえにくいことを，会話の相手に伝える | |

**回答肢**

| | | | | | |
|---|---|---|---|---|---|
| a： | いつも聞き取れる | 聞き取れることが多い | 半々ぐらい | 聞き取れないことが多い | いつも聞き取れない |
| b： | いつも聞こえる | 聞こえることが多い | 半々ぐらい | 聞こえないことが多い | いつも聞こえない |
| f： | いつもそうする | そうすることが多い | 半々ぐらい | そうしないことが多い | 全くそうしない |
| **素点の配点** | 1 | 2 | 3 | 4 | 5 |
| c： | いつもやめる | やめることが多い | 半々ぐらい | 話しかけることが多い | いつも話しかける |
| d： | いつもそう思う | 思うことが多い | 半々ぐらい | 思わないことが多い | 全く思わない |
| e： | いつもそうだ | そういうことが多い | 半々ぐらい | そうでないことが多い | 全くそうでない |
| **素点の配点** | 5 | 4 | 3 | 2 | 1 |

注：質問項目11～15では，素点の配点を左から5，4，3，2，1と逆転させる

## 4　経　過

### 1) 第Ⅰ期（X年2〜3月）：補聴器との出会い

初診時のガイダンス[*1]で，耳と聞こえのしくみ，感音難聴の特性，オージオグラムの見方，補聴器の効用と限界，種類と価格，決定までの手順と見通しについて講義し，理解を促した。その後，前週のカンファレンスで検討し調整済みの耳かけ型2器種を院内で試聴後，本人が好印象を示した方を微調整し，ファンクショナルゲインの測定でほぼ十分な利得を確認したうえで，試聴のための貸出しを開始した。装用耳は，装用目的が限局されているため片耳とし，操作の利便性を考慮し利き手側の右耳を選んだ。1〜2週ごとに計2回試聴結果を評価し，食器，紙の音がうるさく不快という訴えに対し高音域の騒音抑制の強化を行い，自声のこもり感に対してはイヤモールドを直径2mmのベントを指定し発注した。この間，夫との会話に補聴効果を感じるとの報告があり，装用への意欲が示された。しかし，その後まもなく夫の死で通院が中断され試聴器は返却となり，イヤモールドは本人に預けられた。

### 2) 第Ⅱ期（X年6〜10月）：試聴再開・コミュニケーション指導

本人からの連絡で同年6月に再診，同じ器種で試聴を再開した。イヤモールドで自声のこもりは軽減し，テレビ音量の低減，家電の電子音への気づき，郵便局窓口でのやりとりの改善などが，本人から報告された。3回の受診を経て，同年7月，終日装用が安定し購入決定に至った。決定時の聴覚検査の結果を図3，4に示す。この段階で他の2組とともに聴覚リハビリテーションコース（以下，リハコース）を実施した（表2）。リハコースでは，参加者の体験をもとに補聴器の効用と限界の確認，口形情報やトップダウン情報処理を活用する聴取実習，会話時の工夫を体験する対話実習を行いながら，参加者同士の情報交換や共感を促した。

X年10月（購入決定3か月後）に経過観察を行った。聴

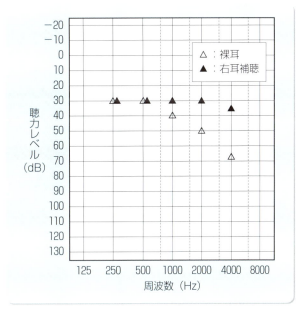

図3　ファンクショナルゲインによる補聴効果の評価

---

[*1] ガイダンスは，同日初診の3〜4組の患者とその家族を対象に集団指導の形式で言語聴覚士が担当して行う。ヘッドホン型の集音器を用いて聴覚を補償したうえで，耳・オージオグラムの図示，実際の補聴器・イヤモールド，ガイダンスの概要をまとめたパンフレット等を活用し，補聴器適合を始める前の基本的な理解を促すことを目指している。

力変動はなく補聴器も問題なかった。終日装用が継続され，質問紙でも初期評価時（補聴前・図2中に●で呈示）と比べいずれの尺度も評価点が小さく，聞こえの主観的な評価に変化が生じたことが確認された（図2中に●で呈示）。次回は，決定後1年目（翌年7月）の経過観察とした。

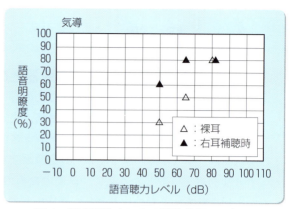

図4　語音明瞭度による補聴効果の評価

### 3）第Ⅲ期（X+1年4～5月）：両耳装用開始

本人の希望で予定より早く翌年4月に補聴外来再診となった。両耳装用の希望があり，右耳と同器種の試聴を開始した。1週後の受診時に両耳装用の効果が自覚され，イヤモールドを発注した。その後3週間に2回の受診・再調整を経て，5月末に購入決定に至った。

### 4）第Ⅳ期（X+1年8月～）：定期的な経過観察

両耳装用決定3か月後（同年8月）に経過観察を行った。外出時，会話時，会合時は必ず両耳に装用し，自宅では右耳のみ装用し電話は非装用耳で可能と言う。公民館の俳句の会に参加し始めたという報告があり，参加者が作品を紹介し合う際，両耳装用の効果を実感すると言う。

以後，耳鼻咽喉科医とともに年1回の経過観察を継続し，両耳装用開始後3年目には，主に1 kHz, 500 Hzで認められた聴力低下に対応して利得を上げ今日に至っている。

表2　聴覚リハビリテーションコースの概要

| | |
|---|---|
| 目　的 | 1. 場面に応じた補聴器の使いこなし<br>2. コミュニケーションストラテジーの意識化<br>3. 聞こえについての認識と，前向きな意識・態度の形成 |
| 対　象 | 後天性の軽度・中等度例とその家族　2～6組 |
| 形　式 | 言語聴覚士が集団指導（60～90分）を2週にわたり実施<br>本人・家族の体験・実感を重視して進行，相互交流も図る |
| 主なテーマ | 1. 補聴器の効用と限界（距離，騒音，反響の調整）<br>2. 目で見る情報の活用（読話基礎を含む）<br>3. わかりやすい話し方（→要請のストラテジー）<br>4. 相手のことばを繰り返す（→確認のストラテジー）<br>5. 話題を知る（トップダウン処理の意識化） |

## 5　考察・まとめ

### 1）補聴器適合の過程で起こったこと

本例は補聴器の試聴を開始して間もなく，コミュニケーション相手であった夫を亡く

し一人暮らしとなり，当初の補聴目的が失われた。しかし受診は再開され，補聴器の終日装用にまで至った。さらに翌年には，自ら望んで対側の補聴も開始し，外出時は必ず両耳装用を行い，そのメリットを明確に自覚するに至った。この間，趣味の会に参加し，新たな人間関係を楽しむ様子もみられた。

この症例から筆者らは，老人性難聴において，補聴器へのニーズが適合の過程で開発される可能性のあることを学んだ。つまり，当初難聴の自覚が曖昧な場合でも，あるいは非常に限局したニーズしかもたない場合でも，試聴を通じて補聴効果を実感し，自らの聞こえにくさを具体的に理解する過程を経て，補聴器の意欲的な装用者に変わりうる可能性である。そしてそれは，コミュニケーションへの積極的な関与という変化をも意味する。特に，一人暮らしの高齢者が外の社会とつながるための道具として補聴器が有効に活用された点で，本例の経過は注目される。

## 2）支援の焦点

本例にみられたように，補聴器の適合，障害認識の進展，コミュニケーション障害の改善が，相互に効果を及ぼし合うことでリハビリテーションが進展し，老人性難聴の影響が軽減されると考えるとき，言語聴覚士が行うべき支援の焦点は何であろうか。

その第一は補聴器の適切な選択と調整，第二は装用者が試聴を通じて自己の難聴に向き合い洞察する姿勢を強化し励ますこと，第三は補聴後も残るコミュニケーション障害への対処法を助言指導することである。

具体的な手順としては，事前に耳科的な情報に基づいて選択した補聴器を調整し，本人の好印象と十分な利得を確認したうえでそれを貸し出し，自宅での試聴報告からヒントを得て必要に応じて特性を再調整する。この過程を何回か繰り返すなかで装用者は聞こえに対して認識を深め，補聴器の効果と限界についても理解を進める。「限界はあるが補聴器は役に立つ」と感じ始めた頃，さまざまな場面で補聴器を活用し，かつその限界を補う工夫，すなわちコミュニケーションストラテジーの指導を積極的に行う好機に至る。第二，第三の段階にリハコースのような集団指導は有用である。当事者や家族の体験談をもとに指導が展開されることで，難聴や補聴器に対する認識を修正したり，同じ悩みを共有する人に出会い励ましを得て，より積極的に補聴器活用に向かう例もある。

補聴の進展は，難聴の自覚と理解の過程であり，また補聴後も残るコミュニケーション障害の自覚と理解の過程でもある。したがって，補聴すなわち聴覚補償の臨床は，単に機器の適合にとどまらずコミュニケーション障害の臨床であり，言語聴覚士の多面的な専門性がまさに要求される領域といえよう。

### 引用文献

1）鈴木恵子，他：難聴者による聴覚障害の自己評価—「きこえについての質問紙」の解析．Audiology Japan 45，pp.704-715，2002．
2）岡本牧人，他：「きこえについての質問紙2002」の作成．厚生科学研究費平成13年度報告書．2002．

人工内耳

症例 3

# 高齢人工内耳装用者に対する長期経過によるニーズ変化に応じた聴覚補償の介入

## 1 症例基礎情報

**基本情報**

80歳代女性，両側進行性高度感音難聴
**趣味**：俳句
**家族構成と居住**：特別養護老人ホーム入所中。入所前は長男夫婦と孫と同居。近隣に娘家族在住

### 1）現病歴

X-40年，左難聴を自覚したが，右が正常であったため放置していた。X-28年で突発性難聴発症。入院加療にて補聴器を使用すれば会話可能なレベルまでは改善するも，その後も聴力低下を繰り返しX-25年で身体障害者手帳2級を取得した。X-17年，左人工内耳埋め込み術施行。X-3年，脳梗塞発症。急性期病院，リハビリテーション病院，介護老人保健施設を経て，現在は自宅近くの特別養護老人ホームに入所中。

## 2 評価

X-17年，当科初診時の聴力は右98.8 dBHL，左110.0 dBHLであった（**図1**）。ポケット型補聴器を所持していたが，効果がなくほとんど使用していなかった。当科で良聴耳（右）に重度用耳かけ型補聴器を貸出し，フィッティング後に福田らによるVTR評価[1]を行ったが，聴覚情報（A）のみでは語音聴取は不可であった（**表1**）。

失聴前に補聴器外来で通院していた他院にて，STによる読話訓練を受けたが習得は難しく，家族とのコミュニケーションは筆談が主であった。

## 3 経過

### 1）人工内耳術前の訓練

難聴期間の長い高齢症例であったため，人工内耳の長所・短所などを筆談で時間をかけて説明し，装用者の集まる集団訓練にも家族とともに参加を促した。術前のプログラムは6か月間計10セッション行い，術後のフォローも同居の家族により十分に期待で

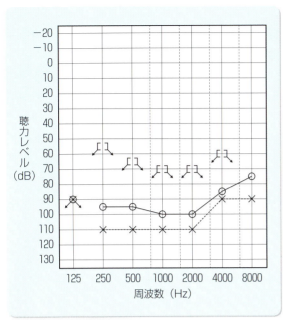

図1 術前オージオグラム

表1 人工内耳術前の補聴器聴取能（福田版VTR評価）

|  | Vのみ | Aのみ | A+V |
|---|---|---|---|
| 母音 | — | 13% | — |
| 単音節 | 12% | 0% | 18% |
| 単語 | 6% | 0% | 10% |
| 文章 | 0% | 0% | 2% |

Vのみ：読話情報のみ　Aのみ：聴覚情報のみ
A+V：読話併用の聴取

表2 人工内耳装用6か月時の聴取能（福田版VTR評価）

|  | Vのみ | Aのみ | A+V |
|---|---|---|---|
| 母音 | — | 75% | — |
| 単音節 | 12% | 26% | 50% |
| 単語 | 4% | 18% | 52% |
| 文章 | 0% | 4% | 15% |

Vのみ：読話情報のみ　Aのみ：聴覚情報のみ
A+V：読話併用の聴取

きるとの判断から人工内耳手術の方針となった。

## 2）人工内耳情報

X-17年，不良聴耳の左に人工内耳埋め込み術を行った。インプラントはコクレア社製CI22Mで全22電極が挿入された。音入れは術後3週間で行い，携帯型プロセッサ（スペクトラ22）で20チャンネル使用可であった。

## 3）術後の訓練状況

マッピングにおいては，難聴期間が長いことが原因と考えられるラウドネス感覚の不安定さがあり，適切なT/Cレベル（必要電荷量）測定の反応形成に訓練が必要であった。併せて体調による聴取の変化，T/Cレベルの変動が大きくみられたため，頻回にマッピングを行う必要があったが，音入れ直後から聴覚・読話併用（A+V）での平易な会話は可能なレベルであった。術後は難聴者向けの文芸会を主催するなど交流の場も増え，字幕放送の普及活動など社会活動の広がりもみられた。

人工内耳装用6か月時の聴取能（表2）では単音節，単語の成績に比して文章の成績が低い。一般的には統語能力の低下や認知の面が原因と考えられる[2]が，ゆっくりとした日常会話ではスムーズに可能であり，話速度も聴取成績に影響していると考えられる。

X-13年に耳掛け型プロセッサを購入。携帯型プロセッサとの併用，操作・管理，トラブル時対応もすべて自立していた。磁気ループや外部マイクなどの活用も訓練によって可能であった。

### 4）長期使用による介入の変化

音入れ（X-17年）から3年ほどで体調による聴こえの変動は徐々に安定し、T/Cレベルの測定もスムーズに可となった。通院は4か月ごとの定期フォローを継続した。

X-9年頃から予約時間の間違い、遅刻などが頻繁にみられるようになり、X-4年に当科神経内科を受診。MMSE（Mini Mental State Examination）26点であったが、脳の軽度萎縮と血流低下があり、初期のアルツハイマー型認知症の可能性を指摘され定期フォローとなった。聴取レベルに大きな変化はみられなかったが、同時期には本人主催の文芸会を辞め、音声コミュニケーションの機会が著しく減少したこともあり、賦活化目的の自由会話が主な訓練内容であった。

基本的な機器操作（装着、電源）は問題なかったが、他の調整器は固定とし、操作はできる限り簡便化した。管理も自立していたが、通院に家族の同伴が必要となった時期でもあったため、管理状態のチェック、トラブル時対応の援助を家族に依頼した。

### 5）脳梗塞発症後の介入

X-3年に脳梗塞発症により当院に緊急入院した。7週でJCSが1桁に回復しコミュニケーションが可能になるまでは、作動状況が把握しやすい[*1]携帯型プロセッサの使用を勧め、看護師に装着と管理方法を徹底した。

他院へ転院後は、関係スタッフ向けに機器のトラブルチェック方法、MRI検査などの制限[*2]、合併症の注意点などの説明書を作成し、家族とともに管理を依頼した。現在まで通院は不可だが、定期的に家族から情報を得ながら随時トラブル対応を行っている。

## 4 考察・まとめ

高齢者に対する人工内耳手術については、術後聴取能は若年者にやや劣るものの、失聴によって大きく社会活動の機会を狭められているような場合はQOLの向上や家族の介護負担の軽減などにつながり、医療経済的にも有用と考えられている[3]。しかし、長期使用例では高齢者本人の超高齢化や認知機能の低下によって生じる問題もさまざま存在する。

### 1）マッピングの問題

人工内耳のマッピングにはチャンネルごとに必要な電気量の測定を行うことが必須だが、認知機能の低下によりT/C測定やスイープ調整といった主観的なラウドネス評定が困難になる場合もある。そういった場合は実際に物音や声を聞かせ、聴性行動反応を参考にマッピングを行うことになるが、高度な機能低下の場合は不快反応のみがマッピ

---

*1 LEDや液晶画面を装備した機種は電池切れなどの症状を視認しやすい。昨今の機種では、故障内容を表示できるものもある。
*2 MRI検査などの制限：インプラントの型式によりMRI検査が可能なものと不可のものがあり、検査条件によってはインプラントの磁石を取り出す必要があるなど、対応が異なる。

ングの手がかりとなることもある．

## 2）機器操作・管理の問題

　人工内耳の機器は年々開発が進み，体外器は小型化しつつある．機能の充実により操作もいっそう複雑となり，視力・手指の巧緻性・認知機能の低下のある高齢者の使用には向かない場合もある．機器の操作はなるべく簡略化し，繰り返し練習する必要がある．

　日常の管理や故障時の対処は加齢とともに着実に困難となり，管理が粗略になることでトラブル発生の頻度も高まる．人工内耳は補聴器と異なり，プロセッサからの出力を他者が直接聞いて確認することができないため，故障などの異常の確認には専用の器具や操作が必要となる．装用者自身がトラブルを判別できない場合，家族または介護者への協力依頼，指導が必要である．

## 3）医学的管理の問題

　特に定期的な通院が困難となる症例では，術後の合併症に注意が必要となる[4]．側頭部に装着する送信コイル[*1]の磁力が強過ぎると，血流障害から皮下の炎症を起こし，インプラントの露出といったトラブルの原因ともなる．加齢によって皮弁は薄くなるため，長期装用者は定期的に磁力を確認することが必須である．そのほかに高齢者に増加する中耳炎を放置することによる内耳炎の併発など，定期的な管理によって防止できる合併症については，本人はもちろん家族・介護者にも注意を促す必要がある．脳梗塞発症例などではさらに中枢性の難聴の可能性も考慮する．

　本症例は施設入所後，通院が困難なためマッピングは行えていないが，家族・施設スタッフの協力により継続装用が可能な環境を整備することができた．人工内耳の普及に伴い超高齢装用者が増え続けることは明白であるが，人生の最後まで音を聞く権利を支援するために，人工内耳臨床は人工臓器の長期的管理という観点から環境調整や啓発を行うことが重要である．

### 引用文献

1）福田由美子：ビデオを用いた人工内耳埋め込み患者の音声知覚能力の評価のための音声・口形材料．Audiology Japan 30, pp.681-682, 1987．
2）射場恵，熊谷文愛，熊川孝三ほか：語音聴取評価検査「CI-2004（試案）」を用いた人工内耳装用者の聴取能．Audiology Japan 54, pp.277-284, 2011．
3）千葉洋丈，清水朝子，河野淳：高齢者の難聴—高齢者の人工内耳について．耳鼻と臨床 47(4), pp.329-337, 2001．
4）久保武編：耳鼻咽喉科診療プラクティス2 聴覚の獲得．pp.142-146, 文光堂, 2000．

---

*1 送信コイル：プロセッサからインプラントに信号を送るコイル．インプラントと送信コイルには双方にマグネットが装備されおり，頭皮を隔てて固定される．

# 第3章 認知症

# 障害の概説・評価と支援のポイント

近年，言語聴覚療法の対象者の多くが高齢者となっており，加齢による心身の衰えに加え認知症を有する例が少なくない。最近の疫学調査によると，わが国の認知症患者は400万人を超え，さらにその予備軍とされる軽度認知（機能）障害（mild cognitive impairment：MCI）の高齢者も400万人にも及ぶといわれる。言語聴覚士（ST）の認知症に対する専門的役割が強く求められている。

## 1　認知症とは

認知症（dementia）とは，脳のダメージにより，記憶，判断，言語，行為などの認知機能が障害され，職業・社会生活に持続的な支障をきたしている状態をさす。**表1**に主な認知症のタイプ，原因疾患，症状を示す。また，上記の認知機能低下に加え，心理・行動症状（behavioral and psychological symptoms of dementia：BPSD）が出現し，日常生活活動の阻害要因となることがある。

認知症に関連する病態として，MCIと原発性進行性失語（primary progressive aphasia：PPA）がある。MCIはもの忘れなどの訴えがあり，検査成績にも低下を認めるが，日常生活には支障がなく認知症とはいえない状態をさす。MCIは将来的に認知症に移行する確率の高い状態ととらえられ，早期発見・介入のターゲットとして注目されている。他方，PPAは脳変性疾患が原因で起こり，初期には言語症状のみを呈する病態であるが，最終的には認知症になることが多く，失語症としての対応から長期的には認知症としての対応までが求められる。

## 2　評価・介入のポイント

### 1）評価のポイント

認知症の評価では，障害されている機能よりも維持されている機能を見つけ，それを生活面でどのように活用できるかに着目する。具体的な評価の進め方としては，まずスクリーニング検査をていねいに実施し，反応の特徴から問題点を把握し，次に必要な掘り下げ検査を実施するのが有用である。その際，視力，聴力，意欲の低下，拒否，うつ症状などの影響を極力排除し，患者の最大限の力を引き出せるよう留意する。また，生活機能と認知機能を双方向的にみる視点も重要である。

なお，机上の検査が実施不能な重度の患者の場合の評価手段としては，会話や食事などをともにしながら行う参与観察の手法が役に立つ。

表1　主な認知症のタイプ

| タイプ | 血管性認知症 | アルツハイマー型認知症 | レビー小体型認知症 | 前頭側頭型認知症 |
|---|---|---|---|---|
| 原因疾患 | 脳血管疾患 | アルツハイマー病 | レビー小体病 | ピック病など |
| 損傷部位 | ・白質障害など（多発性の小梗塞） | ・海馬を中心とした側頭葉内側面から側頭・頭頂連合野 | ・びまん性の萎縮<br>・頭頂・後頭領域の血流量低下 | ・前頭葉／側頭葉（前方部）に限局した萎縮 |
| 主な症状 | 構音障害，嚥下障害感覚障害，麻痺などを伴うことが多い | ・エピソード記憶障害<br>・遂行機能障害<br>・失語・失行・失認 | ・変動する認知機能の障害（視覚認知の障害強い傾向）<br>・パーキンソン症状<br>・ありありとした幻視 | ・脱抑制<br>・常同行動<br>・人格変化 |

## 2）介入のポイント

　認知症特有の問題として，①学習能力が低い，あるいは新たな学習が困難であること，②進行性に増悪する例が大多数であり，介入の効果がみえにくいこと，③病識の欠如，意欲・関心の低下により，プログラムにのりにくいことなどがあげられる。これらの問題を前提とした認知症患者に対応するときの目標は，できていることを維持することであり，残存能力を使って楽しめる活動を探すことである。また，家族や介護職員などに対して活動を行う際の具体的な援助の方法や適切なコミュニケーションのとり方についてアドバイスすることは，患者のQOLを向上させBPSDの軽減にもつながる。

## 3）介入の効果判定について

　疾患の進行の度合いが速く，介入の効果判定が難しいことも多い。検査の成績は患者のコンディションにより数点程度は上下することもあるので慎重にみていかなければならないが，何もしなければ悪化していくと考えれば，時間が経過しても点数に変化がないことをもって「効果あり」ととらえることも可能である。

　また，代替手段の獲得，環境整備，周囲の適切な援助により「維持できた機能」があることも重要な効果とみなす。実際には，QOLや情緒面の変化のほうが大きいかもしれない。この場合，行動観察（表情の変化，BPSDの減少など）や抑うつ尺度の点数の変化も指標のひとつとなる。

# 3　言語聴覚士に期待される役割

　要介護高齢者の増加に伴う介護保険の財源不足が予想され，今後は認知症になっても住み慣れた地域での自立した生活を求められる。言語聴覚士にもMCIから終末期まで，そして病院や施設内だけでなく，地域のなかでの役割が求められる。これには他職種との協働が不可欠であり，互いの専門性を生かしつつ知識・技術を共有していく努力が望まれる。他方，STの独自性を発揮すべき対象としてPPA患者の支援がある。評価法については定式化されつつあるが，適切な専門的介入の方法については今後の臨床研究の蓄積に期待したい。

アルツハイマー型認知症（AD）

## 症例 1 デイサービス利用中の中等度アルツハイマー型認知症者に対する個別プログラムと家族支援

## 1　症例基礎情報

> **基本情報**
> 80歳代女性，アルツハイマー型認知症
> 教育歴：中学校卒　　　　職歴：小売業の事務
> 家族構成と居住：長男夫婦と自宅で同居
> デイサービスを週5日利用。趣味は書道。

### 1）現病歴

　50歳頃まで事務のパートタイマーとして働いていたが，その後は同居する長男家族の家事手伝いや孫の世話，趣味の書道などの生活を送っていた。X-10年頃より，料理がワンパターンになり味つけが変わる，書道の仲間との集まりを忘れるなどの症状がみられる。その後も認知機能低下は緩やかに進んでいたが，週3日のデイサービス利用と家族による世話で自宅生活を継続していた。X-7年，近医を受診しアルツハイマー型認知症と診断されドネペジル塩酸塩（アリセプト®）服用を開始した。現在は服薬なし。

### 2）現在の生活状況

　週5日デイサービスを利用。基本的ADLは自立～監視レベルで，配ト膳やほかの利用者の更衣の手伝いなど積極的に動く。しかし，自分の服と他人の服を取り違える，引き出しに大きく「下着」「ハンカチ」などと書いて示してあるにもかかわらず，違う引き出しを何度も探すなど，目配りや介助を要す。レクリエーション活動では内容によって拒否することもあり，本人に最適なプログラムを模索中であった。自宅に帰宅後，息子夫婦が帰るまでの1～2時間，落ち着きがなくなり，家のまわりを歩き回ったり，帰ってきた息子夫婦に八つ当たりしたりといったことが頻回にみられ，家族が困惑していた。加えて，財布や年金手帳がないと，家族に訴えることも数回あった。

## 2　評　価

　介護スタッフの「本人の好むプログラムの提供」，家族の「帰宅後1～2時間の過ごし方」という2つのニーズを解決する手がかりを得るため，以下の評価を行った。

## 1）感覚検査

　簡易オージオメータを用いた気導聴力検査で得られた平均聴力レベルが，右耳 35 dBHL，左耳 60.5 dBHL で，中等度の難聴を認めたが，静かな環境であれば日常会話の聞き取りはおおむね良好であった。また，視覚については，裸眼でフォント 36 が判読可能であった。

## 2）神経心理学的評価

　臨床認知症評定法（Clinical Dementia Rating：CDR）は 3，MMSE（Mini Mental State Examination）は総得点が 15 点で，下位項目は見当識，注意・ワーキングメモリー，遅延再生，空間が低下。認知症コミュニケーションスクリーニング検査（CSTD）は，言語機能の総得点が 21/22 点で漢字書字のみ低下，構音機能は明瞭度の平均は 0 で調音に問題はない。Neuropsychiatric Inventory（NPI）は，デイサービス場面では 6 点で問題なかったが，自宅では 24 点であり，不安，易刺激性，興奮，異常行動を認めた。

## 3）生活史聴取

　これまでの生活を 5 つの時期に分けてエピソードを聴取した。最も発話量の多かったのは 20 代の頃の仕事についてであり，そろばんが得意で達筆を褒められたことを繰り返し語った。50 歳頃に始めた書道についても，集中力が必要で奥深いと語った。

# 3　目標と訓練プログラム

　保たれている音読や書字の機能を生かし，本人の思い入れが強いそろばんと書道課題，メモリーブックの作成と音読を中心に，以下の目標と訓練プログラムを立案した。

## 1）目　標

〈長期目標〉2 か月を目安に
　① レクリエーション活動で習字，そろばんが定着する。
　② 帰宅後の時間に，メモリーブックを読むことが定着する。
　③ ①②を踏まえて，認知・言語機能や情動の安定を維持する。
　④ これらにより，家族の心配や負担感が軽減する。

〈短期目標〉2 週間を目安に
　⑤ レクリエーション活動での習字・そろばん課題に一定時間集中して取り組む。
　⑥ 本人・家族とともにメモリーブックを完成し，帰宅後の活用を試行する。
　⑦ 家族に物盗られ妄想について説明し，現状理解と今後の見通しを得てもらう。

## 2）支援プログラム

### （1）習字，そろばん課題

　習字については，筆記具として筆，筆ペン，ボールペンを，題材として 2 字熟語，仮名，俳句を試した結果，筆記具はボールペン，題材は俳句に決定した（図1）。

夕桜　あの家この家に　琴鳴りて
朝立や　馬の頸の　天の川
玉のごとき　小春日和を　授かりし
街道を　きちきちと飛ぶ　バッタかな

図1 習字の題材

| | |
|---|---|
| 8＋18＝ | 82＋9＋8＋3＝ |
| 9＋56＝ | 11＋8＋64＋3＝ |
| 12＋36＝ | 28＋65＋7＋32＝ |
| 18＋57＝ | 56＋18＋61＋89＝ |
| 9＋42＋6＝ | 8＋19＋5＋81＋4＝ |
| 12＋31＋65＝ | 6＋49＋35＋21＋8＝ |
| 25＋47＋39＝ | 9＋51＋23＋37＋71＝ |
| 91＋28＋42＝ | 10＋36＋49＋82＋29＝ |

図2 そろばんの課題

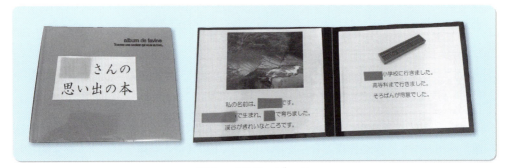

図3 メモリーブック

そろばんについては，難易度は1～6桁までの加減算を，記載形式は縦書き・横書きを試した結果，2～5桁の加算の横書きに決定した（**図2**）。

### （2）メモリーブック

a. 作　成

1回5～10分程度，週2回のペースで，生活史エピソードを掘り下げる形で話を聞いた。息子夫婦が提供した写真と組み合わせて，変形A5版10ページからなるメモリーブックを作成した（**図3**）。

b. 音読と自宅居室へのセッティング

完成したメモリーブックを音読してもらい本人に事実確認をした。その後，自宅に持ち帰ってもらい，居室の机の上を定位置として，つねにそこに置くようにした。

### （3）家族支援

息子夫婦はともに教員であり，認知症に対する一般的知識はすでにもっていた。①デイサービスでは残存能力を活用した認知・言語機能の維持向上プログラムを組むこと，②メモリーブックを活用して帰宅後の情動や行動の安定を図ることを説明した。物盗ら

れ妄想については，③親身になって介護する女性が疑われがちで今回もその可能性は高いが，関係性が深い証でもあり，やがておさまることを助言した。

## 4　経　過

### 1）神経心理学的検査
　CDR，MMSE，CSTDともに変化なし。NPIは24点から16点となり問題行動が減った。

### 2）行動観察
#### (1) 習字・そろばん課題
　課題用紙とボールペン，そろばんをセッティングすれば，自発的に開始した。習字，そろばんに各15分程度，集中して取り組んでいた。当初，課題を3〜4枚用意していたが，1枚終わるとやめてしまい，自分で次の課題をめくることはなかった。スタッフが常時付き添うことは困難だったため，各課題1枚ずつを並べて置き，約30分の個人活動として継続できた。終了後，スタッフとお茶を飲みながら課題について話す時間を設けた。誤りの指摘や訂正はせず，賞賛やねぎらい，関連する話題での雑談を心がけた。

#### (2) メモリーブック
　メモリーブックを自宅に持ち帰った数日は，メモリーブックを見るよう送迎スタッフに促してもらった。息子の話によると，その後は促しなしで手に取って毎日読んでいた。メモリーブックを作ったこと，昨日も読んだことは，忘れており，毎日，「これは何？」「誰が作ってくれたの？」といぶかりながらも，「こんなことがあった」「仕事は楽しかった」などと，つぶやき，熱心に読んでいるとのことであった。
　息子夫婦帰宅までの間，戸外に出たことが数回あったものの，回数は減った。息子の妻によると，不安や焦燥感は皆無ではないが落ち着いてきた印象とのことであった。

### 3）家族の言葉
- 息子　　メモリーブックに使う写真を選びながら，今は介護でたいへんだけど，こんなこともしてくれたなあ，と感謝の念が自然に湧いてきた。毎日メモリーブックを読む母の姿を見ると，昔のしっかりしていた頃に戻ったかのようで涙が出た。
- 息子の妻　　仕事との両立でたいへんなのに犯人扱いされ徒労感や怒りが湧いた。言語聴覚士が介護の努力を認めてくれ，物盗られ妄想の説明してもらえたので，楽になった。

## 5　考察・まとめ

　進行性疾患であるアルツハイマー型認知症に対しては，薬物・非薬物療法とも，進行を緩やかにする，あるいは標的症状を緩和させることによってQOLを上げることが目的となる[1]。本例は，これまで約10年の経過を，薬物治療，介護保険関連サービス，家族や地域の支えによって乗り越え，一定の生活の質を保ってきたといえる。

認知症者を受け入れる医療・福祉施設は，経過月数や重症度，合併症の有無などに応じて機能的区分が行われ始めており[2]，言語聴覚士の役割も，所属する施設の機能と，患者の認知症重症度によって大きく異なる。ただし，言語聴覚療法の基本的な考え方は認知症支援にきわめて有効というより，むしろ欠かせないものと思われる。例えば，本例に実施した感覚，高次脳機能（認知・言語），構音に関する情報収集は言語聴覚領域の評価の基本であるし，生活背景，意欲やBPSDもわれわれのルーチンの評価項目の一部といえる[3]。認知症は種々の高次脳機能障害やBPSDが複雑に絡み，覚醒レベルの問題も含め患者の協力性が低い場合が多い。評価は一筋縄ではいかず，介護保険関連施設における評価の実施率は低い現状だが[4]，前述した言語聴覚療法の基本的な評価を可能な範囲で確実に行うことで，他職種では得難い残存機能の発見が可能と思われる。

　評価結果に基づいた訓練プログラム立案と実践においても，言語聴覚領域の基本的手続きは有益である。例えば，本例に実施した習字やそろばん課題の難易度や量は，患者の意向と残存機能を考慮して何度も微調整を繰り返した。課題正解率を60〜80％に設定し，その日の達成度に応じて難易度を柔軟に変えた。このように仮説を立てて検証していく言語聴覚療法の手続きは，認知症者の支援においてもきわめて効果的であった。

　連綿と続く，出口の見えない認知症介護は，程度の差はあっても介護する家族の生活を激変させる。介護のための失職，老老介護による共倒れ，虐待などの問題も派生する[5]一方で，介護体験を自己成長や家族関係のとらえ直しといった前向きな糧として活かす報告も散見される[6,7]。本例で示したメモリーブックを用いた介入は，家族の歴史の再確認，残存する認知・言語機能の家族への公開という点で，本人に対する家族のネガティブなとらえ方をポジティブな方向へ変化させる役割を果たしたと思われる。むろん，このようなとらえ方の変化は絶対的・永続的なものではないが，たとえ限定的・一時的であっても，長期にわたる介護生活を支える価値あるエピソードであると思われる。

### 引用文献

1) 飯干紀代子：コミュニケーションの類型化に基づく支援方法．認知症のコミュニケーション障害（三村將，飯干紀代子編），pp.86-98，医歯薬出版，2013．
2) 厚生労働省：認知症の医療と生活の質を高める緊急プロジェクト報告書．pp.10-18，2008．
3) 飯干紀代子：今日から実践―認知症の人とのコミュニケーション，pp.56-85，中央法規出版，2011．
4) 大住雅紀，山口勝也，長谷川賢一ほか：平成21年度介護報酬改定に向けての実態調査―要望を中心に．言語聴覚研究 6，pp.160-165，2009．
5) 松本啓子，高井研一，中嶋和夫：在宅認知症高齢者の家族介護者におけるニーズと精神的健康との検討．日本看護研究学会雑誌 29，pp.41-47，2006．
6) 安田肇：わが国における高齢障害者を介護する家族の介護負担感に関する研究―介護者の介護負担感，主観的幸福感とコーピングの関連を中心に．リハビリテーション医学 38，pp.481-489，2001．
7) 北村美波，西崎未和：在宅介護を継続している家族介護者が介護継続意欲を持つ要因．Kawasaki City College of Nursing 13，pp.1-10，2008．

前頭側頭葉変性症（FTLD）

## 症例2 意味性認知症に伴う語義失語とBPSDの進行に対する対応および介入

## 1 症例基本情報

> **基本情報**
> 50歳代後半男性，意味性認知症（semantic dementia：SD）
> 合併症・既往歴：糖尿病　　　教育歴：大学卒
> 職歴：農業（果物のハウス栽培に特化）。20歳代で会社勤務から転職
> 家族構成：妻，妻の母と同居。兄弟，娘，息子は同県内在住。
> 性格：温厚，話し好き

### 1）主訴
本人：物覚えが悪い，物の名前が出てこない。
家族：言葉を間違える，近所の人の名前が出てこない。

### 2）現病歴
X-2年頃より人や物の名前，地名などが思い出せなくなり，自らかかりつけ医に相談。アルツハイマー病が疑われ，ドネペジル塩酸塩の投与が開始された。さらに，語性錯語（正：たくあん→誤：だいこん）や自発性の低下，易怒性（例：些細なことで妻を怒鳴る），不要な買い物などがみられるようになり，X年，家族の希望で精査目的のためA大学病院を紹介受診した。

### 3）現在の生活状況
ADLは自立し，整容も保たれ，道を間違えず一人で通院できた。団体旅行など余暇を楽しむこともできた。農作業もほぼ問題なく行えていたが，こだわりが強くなり，妻が止めても炎天下を半袖で過ごし，真っ黒に日焼けしていた。年に一度も会わない親戚の顔はわからなかったが，その人物に関するエピソードはよく覚えていた。

## 2 初期評価

### 1）初診時現症
医師が名前を尋ねると，正しく答えることができた。ネクタイやハサミなど，実物品の名称は淀みなく答えた。しかし，"つまようじ"では「名前がわからん」と言い，語

頭音ヒントを増やしても改善されなかった。さらに，名称を告げても，「つまようじってなんや」と，語に対する既知感がなかった。しかし，どのように使うかは説明できた。

言語障害が顕著であった一方，立方体の透視図や，「100 − 13」の計算に誤りはみられなかった。初めて会う医師の診察場面でなれなれしい態度を示し，敬語を使用することはなかった。「言葉をすぐ忘れる」と訴えるが深刻さはみられなかった。

## 2）神経心理学的検査

結果の詳細は表1を参照されたい。

言語面では，自発話は流暢であるが多弁で話にまとまりがなかった。統語に障害はなく，復唱も文レベルで可能であった。それに比べ呼称は重度に障害され，語頭音ヒントによる改善はみられなかった。呼称も理解も障害される。二方向性障害を認めた語に関しては，その語への既知感がなく，再検査による浮動性がみられないという特徴を示した。音韻性錯語はみられなかった。文字言語では漢字の読み書きの障害が顕著で，特に熟字訓の読みでは類音的錯読がみられた（例：海老→カイロウ）。熟字訓と線画の照合を求める理解課題では，文字の一部の意味に引きずられ誤答するパターンが認められた（例：三味線→3本の電線）。その一方で，仮名の読み書きに障害はみられなかった。諺の補完課題の成績は不良で，諺の意味を尋ねても，字義どおりの解釈を示した（例：猿も木から落ちる→「猿が木から落ちるということ」）。

以上の特徴から典型的な語義失語と考えられた。

全般的な知的機能の低下は認めなかった。エピソード記憶は良好で，言語を介する課題以外では記憶低下はなかった。視空間認知障害はなく，失行もみられなかった。軽度の相貌認知の障害は認めたが，物品の意味記憶障害はみられなかった。

### 表1 神経心理学的検査結果（初診時）

| | |
|---|---|
| MMSE | 23/30（見当識 9/10，計算 2/5，単語再生 0/3） |
| RCPM | 33/36 |
| WAIS-R | VIQ＝82，PIQ＝95，FIQ＝87 |
| WMS-R | 言語性 58，視覚性 99，一般 67，注意集中 117，遅延再生 58 |
| SLTA | 仮名・単語の音読 5/5，仮名・単語の書字 5/5，仮名・単語の書取 5/5 |
| Word fluency | カテゴリー 5/12/6（動物／野菜・果物／乗物），語頭音 10/2/9（か／て／さ） |
| Token test | 語レベル 160/167，文レベル 35/39 |
| 熟字訓[*1] | 音読 1/5，文字理解 0/5（図1） |
| 諺補完[*2] | 補完 4/10，意味理解 0/10（図2） |
| 90単語線画検査 | 呼称 53/90，聴覚理解 77/90，カテゴリー命名 8/9（図3） |
| CDR | 0.5 |

＊1：熟字訓とは，構成される漢字1文字に対する通常の音価と異なり，熟語全体を訓読みするという特殊な読みを採用している単語（例：案山子）のことである。SDでは，熟字訓の読みにおいて，「海老⇒カイロウ」のように通常の規則的な音価を代用する規則化錯読（legitimate alternative reading of components error：LARCエラー）が特徴的である。

＊2：医療者側が諺の冒頭を言い，患者に続きを言うよう求める課題。「猿も木から落ちる」のようになじみのある諺の場合，脳血管障害によるTCSAでは，意味がわからなくても自動的に続きを言うことができる。SDでは「猿も木から落ち」まで提示されても諺を完成することができず，諺の意味を尋ねても，隠喩されている意味がわからない。

精神症状，行動障害（behavioral and psychological symptoms of dimentia：BPSD）については，NPI[*1]で無為無関心と易刺激性を認め，常同行動評価尺度（SRI）[*2]では，買い物に行くと必ず寿司を買う食行動の常同性が認められた。なお Zarit care burden interview（ZBI）の総合得点は「多少負担に思う」の1点であり，妻の介護負担感は比較的軽度と考えられた。

### 3）本症例への訓練プログラムを導入する前に

SD の臨床経過は，当初，喚語困難や語理解障害などの言語障害が中心だが，比較的早期からさまざまな BPSD が加わり生活上の主たる問題となる。「わが道を行く」と称される自己本位的な BPSD が顕著となる頃には，介護にきわめて難渋する。SD では同じパターンの行動を繰り返すようになるが（常同行動），そこに脱抑制による反社会的行動が加われば，散歩の途中で万引きをする，特定の場所で立ち小便をするなど，社会的に許容できない行動が常習化する場合も少なくない。こうしたBPSDが常習化する前に，患者の生活環境に適応的な行動パターンを導入することが望まれる。すなわち，言語障害の段階から，将来出現が予想される BPSD を見据えた訓練プログラムが重要となる。

## 3　目標と訓練プログラム

### 1）目　標

〈長期目標〉家庭でできるだけ長く過ごせるようにする。
　①家族の病状理解を促す。現時点の病像と予測される経過を来院のたびに丁寧に説明し，見守りのある環境で常同的な生活を営めるよう誘導する。
　②早期からデイサービスなど社会的資源を利用し，活動性の維持改善を図る（施設利用の緊急性が増した時期の著しい抵抗を和らげる効果も期待）。

〈短期目標〉
　①生活の状況を把握するために，日課表を書く習慣をつける。
　②作業療法士（OT）などコメディカルチームで自宅を訪問し，農作業の詳細や生活の現状を詳しく把握する。
　③残存している語を維持し，失われた語を再学習する（90単語線画を使用）。
　④訓練の際には必ず同じ医療者が対応し，なじみの関係を形成する。
　⑤デイサービスのスタッフに現状を説明し，可能な活動を無理なく勧める。

---

[*1] NPI は認知症の精神症状ならびに行動障害の評価尺度である。あらかじめ用意された質問を介護者に実施し，過去1か月間の，妄想，幻覚，興奮，うつなど，計12種類の精神症状・行動障害の頻度（4段階）ならびに重症度（3段階）を評価する。最近では，症状が介護者に与える負担感を評価する尺度を追加した NPI-D がよく用いられる。

[*2] FTD と SD によくみられる常同行動（同じものを好んで食べ続ける，必ず決まったコースを散歩する，生活リズムが時刻表のように固定されるなど）を評価する。食行動，周徊，言語，動作行動，生活リズムの5項目からなる。NPI と同様，主介護者から情報を聴取し，頻度（4段階）×重症度（3段階）でスコア化する。

## 2）プログラム

### （1）日課表と90単語線画を使用した課題の実施

① 1日の日課〔例：食事（内容），テレビを見る（番組名）など就寝まで〕，不定期に起こった出来事を，日課表に記入するよう求めた。生活の様子，BPSDの有無，どこまでパターン化した生活となっているのかを把握することを目的とした。

② 90単語線画検査で使用した線画シート（乗物・果物などカテゴリー別9枚）と，それぞれの線画の名前を漢字・仮名で示した練習用紙に，線画を見ながら，それぞれの語の名前を書くように指導した。最初は，患者の職業柄高頻度に使用が予想される野菜・果物のカテゴリーから始め，呼称・指示共に80％以上の正答率をめどに，1カテゴリーずつ増やした。言語学習が常同化するように，毎日，同じ時刻に同じ量を行うよう指導した。

さらに，どのような方略で語を覚えたか，提示条件を変えても語彙の産生や理解（再認）が可能かを確かめるため，全カテゴリーの線画をランダムに配置したテスト用の線画シートを作成し実施した。対応は，特別なことがない限り同じスタッフが行った。

### （2）デイサービス通所などの社会資源利用の整備

妻に，介護保険制度の申請を促し，できるだけ早期からデイサービスなどの施設利用を図り，介護施設利用への抵抗を和らげることを提案した。また，通所施設の担当スタッフに対し，言語症状や行動特徴などの現状や現時点で望まれる対応を説明した。

### （3）家庭と仕事（農作業）に関する援助

OTなどコメディカルチームで自宅を訪問した。まず農作業について，どのような援助が可能か考えた。また，自宅の様子と本人の過ごし方についても確認した。

# 4 結　果

## 1）日課表と90単語線画を使用した課題の導入

当初は，日課表や課題には手をつけようとしなかった。しかし，妻が毎日書くことを勧め，目に付く場所に置いておくことで次第に定着し，日課のひとつとなった。また，毎日の活動が把握できるようになると同時に，スケジュールが次第に固定した。さらに，旅行など日常と異なる出来事は事前に記入することで，自ら予定を把握できた。通院も乗り気ではなかったが，いつも同じ臨床心理士や言語聴覚士（ST），医師が対応すると顔を覚え，なじみの関係が形成されると，打ち解けて会話し，スムーズに課題に取り組めるようになった。

## 2）デイサービスの利用について

通所サービスも拒否的であった。若い女性スタッフ数人で誘い患者が気楽に行けるような雰囲気をつくったところ，喜んで通所するようになった。そのうち，自ら準備して送迎車を待てるようになった。入浴に関しても，同様の方法で誘導が可能となった。

レクリエーション参加は，頑なに拒否。言語課題を渡すとおとなしく座って取り組み，時間を過ごすことができた。カラオケはいくつか決まった曲を歌い，自宅でも歌っ

ていた。

他の施設利用者よりも若く認知機能も良好だったため，食事の配膳時には職員の手伝いを依頼した。役割をもつことで本人の施設利用の意欲はさらに向上し，通所が定着した。妻には自由時間ができ，ストレスの軽減になった。

### 3）農作業などの活動について

自宅を訪問し，農作業の内容について検討した。その結果，近代的なハウス栽培で，作業工程はかなり複雑であることがわかった。季節ごとの作業スケジュール作成などでは対応が不十分と判断し，妻と友人の手助けで可能な限り農作業を続け，困難に直面する都度相談にのることとした。

また，自宅では自室にこもることが多いことも判明した。そこで，言語課題は居間で家族の見守りの下で行い家族と過ごす時間を増やし，自室の様子は本人の不在時に妻がチェックすることとした。後に，机の引き出しに甘い菓子を大量に隠していたことがわかり，糖尿病の悪化を考慮し，妻が定期的に処分した。

### 4）認知機能の変化

2週間毎に来院し，半年後には，90単語線画検査の成績が，呼称・聴覚理解ともに100％の正答率となった。線画の位置を変え，カテゴリーも混同させたシートを使用した検査でも，概ね良好な成績であった。しかし，「これはあそこにあった絵や」「これはニンジンの次にあった」などと話し，語彙を線画の位置や学習した順番を手がかりに覚えていることがうかがえ，意味と語彙の結びつきに改善はみられなかった。ただし，栽培している野菜は，書称，指示理解ともに可能となった。自宅では，妻が家中の物品に名札を貼りつけたが，学習効果はなかった。

## 5 長期経過

進行とともに語彙は減少した。言語課題は，数か月後には「いくらやっても覚えられん」と訴えつつも常同的に継続され，その時間に妻は自由時間をもつことができた。

X＋1年には言語成績は低下し，宿題も数日分をひとまとめに記入するようになった。発話は迂遠であったが，エピソードの記憶は正確であった。見ても触っても何だかわからない物品（例：ホッチキス）があるなど，意味記憶障害の進行が明確になった。運転技能に問題はなかったが，標識の意味する内容がわからない，スピードを緩めないといった危険な運転が問題となり，運転は徐々に中止するよう担当医から家族に伝えた。

X＋2年には，それまで保たれていた発話量が減少した。また，動詞や形容詞でも語性錯語がみられ発話内容を理解することが困難になった。農作業でも除草剤の使用方法がわからなくなり，隣人の田畑にまで散布し迷惑をかけるなど生活にも支障をきたすようになった。一方，近所や病院内で迷うことはなかった。常同的な偏食傾向も強まるなどBPSDが悪化し，デイサービスの回数を増やして対応した。また，食習慣を見直すため大学病院精神科に短期間入院した。

X＋4年には復唱で誤りがみられた．自発性の低下が強まったため，写真などの模写を勧めると，色にこだわりながら作品を仕上げた．

その後，近親者の入院が続き介護力が低下する一方，生肉や冷凍された餃子を食べたり，布団の下に食物を置いて部屋を汚すなど，在宅介護が限界となり，X＋7年には精神科病院に入院した．

## 6 考察・まとめ

病初期に言語課題により再学習可能であった語は，自宅で高頻度に使用される語に限定された．SDでは，いったん失われた語彙に意味記憶を再度賦与することは困難で，こうした言語訓練に対して悲観的な見解もある．本症例も例外ではなく，訓練の効果を語彙として長く定着させることは困難であった．しかし，言語訓練への従事は，日常生活のルーティンとして継続されたことから，それを利用し，時期に応じて介護環境を展開させることが可能であった．介護保険制度を積極的に利用できた点では，介護負担の軽減にも役立った．また，日課表は，生活状況を把握し助言を与えることに役立った．

SD患者では，経過とともに常同行動を主とするBPSDが増強し，ひとたびスケジュールが固定すると変更が困難となり，入浴や着替えなどの基本的ADLも損なわれる．言語訓練が必要な早期からデイサービスの導入を図り，そこで快適な入浴を体験できたことで，その後他の施設でも入浴への介護抵抗が低減された．また本症例では，農作業への従事など高い活動性を維持させることが目標であった．農作業，カラオケなど本人の活動レパートリーに，言語課題や，模写などを追加したことにより，従来の活動が困難となった場合にも活動性の維持につながった可能性がある．周囲の見守りの中で賞賛される社会的体験が，本人の自信回復に不可欠であったことは疑問の余地がない．

SD患者では，進行により他者を省みない「わが道を行く」BPSDが主な症状となり，当初設定した介入方法は随時変更を余儀なくされる．しかし，なじみの関係を築き，本人の自尊心を傷つけない方法で対応を考慮することが，言語機能を喪失した進行期にも，相互コミュニケーションが可能な状態を維持する上で，最も重要な点であると考えさせられた．

### 参考文献

- 田邉敬貴，池田学ほか：語義失語と意味記憶障害．失語症研究 12：153-167, 1992.
- 池田学，田邉敬貴ほか：Pick病のケア―保たれている手続記憶を用いて．精神経誌 97：179-192, 1995.
- 小森憲治郎，石川智久ほか：Semantic dementia例に対する語彙再獲得訓練．認知リハビリテーション研究会編，認知リハビリテーション2004, pp.86-94, 新興医学出版社，2004.
- 松本直美ほか：Semantic dementia例の語彙に関する多角的検討．神経心理学 24：266-274, 2008.
- 橋本衛：前頭側頭型認知症の鑑別診断，池田学編，前頭側頭型認知症の臨床．pp.24-37, 中山書店，2010.

軽度認知障害（MCI）

# 症例 3 もの忘れが前景となった後期高齢者の軽度認知機能障害患者と家族に対する認知症教育と投薬治療

## 1 症例基礎情報

**基本情報**

80歳代男性，健忘型軽度認知機能障害
教育歴：大学卒　　職歴：現在無職，70歳代前半まで貿易関係の職業に従事
家族構成と居住：妻と自宅で二人暮らし
利き手は右利き。初診時年齢は77歳。主訴は頭を打った後のもの忘れが心配とのこと。趣味はゴルフ，歴史研究。喫煙歴はなく，飲酒は機会飲酒で主にワインをグラス1～2杯。

### 1）現病歴

X-7年4月に転倒し頭部を強打して，A病院脳外科に救急搬送された。搬送時，意識清明で画像所見でも異常が認められなかったため即日帰宅し，経過観察となった。その後，友人と約束した待ち合わせ場所に行かず遅くに帰宅したり（本人によると待ち合わせ場所がどこかわからなくなったと言う，帰宅まで何をしていたかは詳細不明），本人の趣味である歴史関係の知識がすぐに思い出せなかったりした。またX-7年5月頃よりものが覚えられないことが続いたため，頭部外傷の後遺症を心配して，再度，同病院脳外科を受診したが，画像所見の著変なく異常所見は指摘されなかった。しかしもの忘れが引き続いてあるため，本人ならびに家族の希望でX-7年10月に同病院精神科受診となった。

X-3年，転倒し膝を打撲。頭部打撲はなかった。整形外科ではMRI上明らかな損傷は認められず，その後の経過も良好であった。少し怒りっぽい印象があったが，その後は特に家族が困るようなことはなかった。

X-2年，ADLは自立していた。同居する妻が長期の旅行のときも，一人で留守番ができていた。転倒により片側上腕骨を骨折したが，保存的治療。頭部打撲はなかった。

X-1年，前年の骨折以来，外出の回数が減ってきている。天候に左右されやすいが2,000～10,000歩程度の散歩を続けている。風邪をひかない。

### 2）現在の生活状況

基本的ADLは自立している。道具的ADLについては，病前より家事を行わないためそれを除いて，その他の行為はほぼ保たれている。受診後に新たに携帯電話を取得し，自分から家族に連絡することができるようになっている。日記，一人で散歩（約

2時間），読書の習慣は続けている．知的活動としての読書の内容は，趣味の歴史関係の本，推理小説，パズルの本が多い．疑問が生じるとすぐに辞書を引いて調べるようにしている．その他，教養講座へ月に1回，趣味サークルに月1回参加している．

運動活動としては，パークゴルフを月に1回，グランドゴルフを週に1回参加している．パークゴルフとグランドゴルフの参加方法としては，毎回同じ駅で仲間と待ち合わせして，一緒に連れて行ってもらっている．道具は持ち運ばなくてよいようにグランドのロッカーに預けている．

その場で臨機応変な対応ができないことを自覚しているため，
① 新たな場所に行くときは事前に行き方，使用する交通機関の時刻を調べてから出かける，
② 何をしなければならないか（例えば買い物の場合には，買い物リスト）を，常時携帯している手帳に書き留める，
③ 返事が求められる用件の場合には，時間を置かずにすぐに返事をする，
などの対応により問題が生じるのを避けている．

## 2　評　価

### 1）検査所見ならびに画像所見

X−7年（初診時）脳波は正常範囲内であった．脳CTでは明らかな転倒による出血は認められなかった．

X−6年の血液検査ではビタミン$B_1$，$B_{12}$および葉酸定量，甲状腺機能を含めてすべて正常域であった．脳MRIでは，両側側頭葉ならびに両側側頭葉内側に強い萎縮が認められ，VSRAD（advance版）値[*1]は2.94であった．また後述〔(3)認知機能〕のとおり明らかな記憶障害が認められたため，ドネペジル塩酸塩（アリセプト®）の内服を開始した．

X年の脳MRI（**図1**）では，両側側頭葉ならびに両側側頭葉内側に強い萎縮と両側大脳深部白質に慢性虚血性変化が認められる．VSRAD（advance版）値は3.78であった．

聴覚については，復唱課題や他の検査

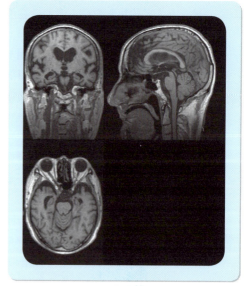

図1　X年　脳MRI画像
上：冠状断，矢状断　　下：水平断

---

\*1　VSRAD：Voxel-based Spesific Regional Analysis System for Alzheimer's Disease．脳全体の萎縮に比較してアルツハイマー病により萎縮する側頭葉内側部の萎縮の程度を示す．萎縮の程度は0（萎縮なし）以上の数値で表され，海馬の萎縮が脳全体のそれより強いほど，大きな数値となる．2以上なら初期アルツハイマー病が疑われる．

に関する教示は言い直しされることなく十分理解可能である。
視覚については，眼鏡で矯正しており，日常生活を過ごす上では問題はない。

## 2）生活活動状況

介護する家族は，認知検査とMRI画像所見の結果から抗認知症薬を処方されたとき以降，劇的にもの忘れの症状が改善されたと言い，その後の症状には変化がないと感じていた。X−2年には家族が長期に留守をする間に一人で生活を送ることについてもとりたてて問題は生じていない。しかし，X年頃よりもの忘れが進行しているように感じると話す。その頃より，本人のもの忘れに対する病識は低下してきている。

## 3）認知機能

表1に日常生活上の運動習慣と実施した認知機能検査の結果を示す。

X−7〜X−1年にかけては，MMSE（Mini Mental State Examination）の得点はいずれも認知症が疑われるとされるカットオフ得点（24点）よりも高得点で推移していた。また日本語版COGNISTAT認知機能検査では，下位評価の「記憶」について一貫した能力低下を示している。

日常生活では天候や体調により変動はあるが，教養講座への参加，散歩を主体とした運動習慣が継続されている。

表1 主な神経心理検査の結果

| 年 | MMSE | EMC | WMS-R | COGNISTAT（標準得点） | | | | | | | | | |
| --- | --- | --- | --- | --- | --- | --- | --- | --- | --- | --- | --- | --- | --- |
| | | | | 見当識 | 注意 | 言語 | | | 構成 | 記憶 | 計算 | 推理 | 理判 |
| | | | | | | 理解 | 復唱 | 呼称 | | | | 類似 | 判断 |
| X−7年 | 28/30 | | | 9 | 10 | 10 | 11 | 10 | 11 | 8 | 10 | 10 | 11 |
| X−6年 | 27/30 | 本人16点<br>家族21点 | 論理的記憶Ⅰ<br>物語（A・B）<br>12/50<br>論理的記憶Ⅱ<br>物語（A・B）<br>3/50 | | | | | | | | | | |
| X−5年 | 29/30 | | 論理的記憶Ⅰ<br>物語（A・B）<br>17/50<br>論理的記憶Ⅱ<br>物語（A・B）<br>6/50 | | | | | | | | | | |
| X−4年 | 27/30 | | | 8 | S.O. | 10 | 11 | 10 | 7 | 9 | 10 | 11 | 12 |
| X−3年 | 25/30 | | | 5 | 10 | 10 | 11 | 10 | 8 | 7 | 10 | 11 | 11 |
| X年 | 24/30 | 本人6点<br>家族9点 | | 6 | 10 | 7 | 11 | 10 | 11 | 7 | 10 | 11 | 11 |

EMC：日常記憶チェックリスト　　WMS-Rウェクスラー記憶検査改訂版　　S.O.：scale out

## 3  経 過

### 1）個別的な認知症教育の内容

X-6年の本人と家族のもの忘れに対する認識については，EMC*1 がそれぞれ16点，21点であり，記憶に関する神経心理検査の結果から明らかにされる実際よりも，障害の程度を重く見積もっているように思われた。また認知症そのものに対する不安がみられたため，以下のとおりの介入を試みた。

① 患者の認知機能の現状について，本人と家族に正しく認識させる。
② 認知症という病気についての正しい知識を与える。
③ 認知機能低下のために生じる恐れのある日常生活上での困難な点と，残存する能力を利用した日常生活の過ごし方についてアドバイスする。

介護のキーパーソンとなる家族も高齢であったため，繰り返し，かつ簡潔に話すことを心がけた。また，患者の同意の下，神経心理検査実施の際には家族に同席を求めた。さらに本人と家族それぞれの思いを傾聴する時間を設けた。

### 2）効 果

本人と家族ともに不安が解消され，特に家族からは，病院に通うことで安心できる旨の発言が聞かれた。また適切な家族の協力により，患者はこれまでの知的活動と運動活動を控えることなく，以前のように生活するようになった。さらに以前と比較すると，認知機能が低下した患者に対する家族の戸惑いから引き起こされる叱咤・激励の行為が減少した。

## 4  考察・まとめ

本症例では，MMSEの得点は正常域であったが，本人と家族がもの忘れを自覚していること，日常生活上で認知機能障害が疑われるエピソードが続いたこと，MRIで海馬を中心とした側頭葉内側部の著明な萎縮が存在したことより，抗認知症薬の開始となった。各種神経心理検査では軽度の記憶能力低下が認められたが，もの忘れに対する主観的な評価はそれ以上に重く見積もられたものであった。MCI患者の神経精神症候の出現は，例えば抑うつは20％，アパシーは15％，易怒性は15％であり[1]，抑うつや不定愁訴の影響から自身のもの忘れに対する病識が過多になる傾向があり，主観的QOLにも影響を及ぼすと考えられている[2]。また，介護者の精神心理状態が客観的QOLの評価に及ぼす影響も大きいと指摘されている[3]。したがって，本症例のように肯定的かつ支持的な態度で，患者本人だけでなく介護のキーパーソンとなる家族に対して認知症に関して教育することの意義は，精神的症状の改善とそれと関連してQOLの

---

*1 EMC：Everyday Memory Checklist。日常記憶チェックリストともいう。患者の日常生活場面におけるもの忘れの頻度を自己評価する本人版と，同じ質問を家族が客観的に評価する家族版がある。点数が高いほど，もの忘れの頻度が高いと考えていることを示す。

向上，維持という意味においても大きいと思われる。

　近年無作為化比較試験（RCT[*1]）により非薬物療法としての認知トレーニングは認知症，MCI，および健常高齢者の認知機能の維持と向上に一定の効果があるとする総説[4]が示された。ここでの認知トレーニングとは，例えばクイズを解くような頭を使うトレーニングと，体操や散歩のような身体を動かすトレーニングを包括的にさす。特に，本症例と同様の病態である健忘型MCI患者については，包括的な認知トレーニングをした群でエピソード記憶やMRIから推計した脳萎縮データが改善したとして，身体運動と認知課題を組み合わせた認知トレーニングが健忘型MCIのエピソード記憶の低下や脳萎縮を抑制する可能性が報告[5]されている。本症例において長期間にわたりQOLを維持しえたのは，これら先行研究の示すことを実証するものといえよう。認知症の早期の適切な評価と支持的態度とを伴う精神的介入ならびに，頭とからだを使う認知トレーニングの実践は，MCIの良好な予後につながると思われた。

　なおプライバシー保護のため，本人の特定ができないように本論文の主旨が損なわれない範囲で改変した。

### 引用文献

1 ) Lyketsos CG, Lopez O, Jones B, et al：Prevalence of neuropsychiatric symptoms in dementia and mild cognitive impairment；results from the cardiovascular health study. JAMA 288：1475-1483, 2002.
2 ) Tatsumi H, Yamamoto M, Nakaaki S, et al：Utility of the quality of life；Alzheimer's Disease Scale for mild cognitive impairment. Psychiatry Clin Neurosci 65, p.533, 2011.
3 ) Logsdon RG, McCurry SM, Teri L：Evidence-based interventions to improve quality of life for individuals with dementia. Alzheimers Care Today 8, pp.309-318, 2007.
4 ) 松田修：老年精神医学領域におけるエビデンスを再考する―エビデンスに基づく非薬物療法―認知トレーニングのエビデンス．老年精神医学雑誌 24, pp.486-491, 2013.
5 ) Suzuki T, Shimada H, Makizako H, et al：A randomized controlled trial of multicomponent exercise in older adults with mild cognitive impairment. PLoS One 8, p.e61483, 2013.

---

＊1　RCT：randomized controlled trial（無作為化比較試験）。主観的あるいは恣意的な評価の偏りを避けるために，エンドポイントと比較対照群が設定され，治療群と対照群へのランダムな患者を割つけし，実験者と被験者にはその割つけが明らかにされない（盲検化）ように行われた実験。

# 症例 4　職場復帰を目指す若年性認知症者に対する神経心理検査を活かした復職へ向けた支援と心理的アプローチ

若年性認知症

　超高齢社会のなか，認知症が大きな社会問題になっているが，最近では65歳未満で発症する若年性認知症も注目されている。有病率は18～64歳の人口10万人に47.6人であり，全国に37,800人もの患者がいると推計されている[1]。働き盛りの若年性認知症では，本人や家族が被る経済的損失や心理的衝撃は計り知れず，高齢者の認知症と異なった深刻な問題が生じている。最近では認知症についての一般の理解が進み，医療や行政の対応が進展しつつあるが，若年性認知症については十分な対策がとられていないのが現状である。ここでは，筆者が経験した症例をもとに，若年性認知症患者が直面する問題や医療者側の対応方法を紹介する。

## 1　症例基礎情報

> **基礎情報**
> 60歳代女性，若年性アルツハイマー型認知症
> 教育歴：高校卒　　　　　職歴：福祉関係職員
> 家族構成と居住：在宅で独居。娘一人が同県内在住だが疎遠
> 主訴は，もの忘れはあまり感じないが，漢字が出てきにくい。

### 1）現病歴

　X－2年より，職場で他の人の物を持って帰る，会議で話したことを忘れるなど職務遂行に問題が生じ，同僚から苦情が出るようになった。X－1年には管理職として仕事を継続することが難しく，一時休職となり，業務指示で受診が勧められた。勤務先の嘱託医で行った検査ではミニメンタルテスト（MMSE）24点，MRIにて海馬の萎縮は軽度とされ，認知症の精査目的にA病院もの忘れ外来に紹介受診となった。

### 2）現在の生活状況

　X－14年より福祉施設で働き始めた。X－11年に夫が死亡し独居となるが，仕事は継続していた。日常生活動作は自立し，家事や身の回りのことは一人でこなしている。当初，受診には拒否的で，医師の説明を聞いても「血流が低下していて，そこが治ればいい」という理解で病識はなかった。検査場面での応答はしっかりしており，「いつ復帰できるのか」と復職を強く希望している。

## 2　評　価

### 1）神経心理学的評価（表1）と診断

　臨床認知症評定法（CDR）は0.5。MMSEは25点，Alzheimer's Disease Assessment Scale（ADAS-J cog）[*1]は4.7点と失点は低く，明らかな認知機能の低下はみられなかった。流暢性も10単語と問題ないレベルであった。一方，リバーミード行動記憶検査（RBMT）[*2]では標準スクリーニング点（SPS）が11点，スクリーニング点（SS）が4点とカットオフ得点を下回り，日常生活記憶の低下が見て取れた。約束を覚えておくことや持ち物を管理することが難しく，日常生活に支障をきたすレベルであった。

　職場での様子に加え，RBMTの結果やSPECTでも頭頂葉や側頭葉の血流低下を認めることから，若年性アルツハイマー型認知症と診断され，本人の同意を得てドネペジル塩酸塩（アリセプト®）開始となった。

**表1　神経心理学的評価**

|  |  | 評価／max |  |  | SPS | SS |
|---|---|---|---|---|---|---|
| MMSE | 総得点 | 25/30 | RBMT | 総得点 | 11/24 | 4/12 |
|  | 見当識 | 9/10 |  | 姓 | 1/2 | 0/1 |
|  | 直後再生 | 3/3 |  | 名 |  | 1/1 |
|  | 注意と計算 | 2/5 |  | 持ち物 | 0/2 | 0/1 |
|  | 遅延再生 | 2/3 |  | 約束 | 0/2 | 0/1 |
|  | 言語 | 8/8 |  | 絵 | 1/2 | 0/1 |
|  | 図形 | 1/1 |  | 物語（直後） | 2/2 | 1/1 |
| ADAS-J cog | 総得点 | 4.7/70 |  | 物語（遅延） | 2/2 |  |
|  | 単語再生 | 4/10 |  | 顔写真 | 0/2 | 0/1 |
|  | 口語言語能力 | 0/5 |  | 道順（直後） |  |  |
|  | 聴覚的理解 | 0/5 |  | 道順（遅延） |  |  |
|  | 喚語困難 | 0/5 |  | 用件（直後／遅延） | 1/2 | 0/1 |
|  | 口頭命令 | 0/5 |  | 見当識 | 2/2 | 1/1 |
|  | 呼称 | 0/5 |  | 日付 | 2/2 | 1/1 |
|  | 構成行為 | 0/5 |  |  |  |  |
|  | 観念運動 | 0/5 |  |  |  |  |
|  | 見当識 | 0/8 |  |  |  |  |
|  | 単語再認 | 0.7/12 |  |  |  |  |
|  | 再生能力 | 0/5 |  |  |  |  |

---

*1　ADAS-J cog（Alzheimer's Disease Assessment Scale-Cognitive Component-Japanese version）：抗認知症薬の効果判定に広く使用されている認知機能検査で，主に記憶，言語，行為を評価する11項目の下位検査からなる。70点満点で失点方式であり，得点が高いほど認知機能障害が高いことになる。

*2　リバーミード行動記憶検査（The Rivermead Behavioral Memory Test：RBMT）：顔や名前の記憶，展望記憶（約束の記憶），自伝的記憶，道順の記憶などが含まれており，従来の検査と比較して日常場面に即した記憶が評価できる。難易度が等価な課題4セットから構成されているため，学習効果がなく測定でき，病状の経過観察や治療介入の効果判定に使用しやすい。年齢によるカットオフ得点が設定されており，60歳以上ではSPS 16点以上，SS 6点以上は正常領域とされる。

## 3 経過

### 1) 職場スタッフとの連携

　本人は復職を強く希望しているため，本人の承諾を得て職場に連絡を入れたところ，本人と社会とのつながりを維持するため復職を検討する余地はあるが，どうかかわっていけばよいか戸惑いが大きいとのことであった。そこで，一度来院してもらい，職場の上司と同僚，主治医，臨床心理士（筆者）でカンファレンスの場を設定した。

　当方からは神経心理評価の結果をフィードバックし，職場での本人の接し方や業務内容について話し合った。**表2**に説明内容を一部掲載した。

　職場での問題点として，対人援助職ならではの臨機応変な判断は難しいとのことだった。施設利用者への身体介護は業務から外し，利用者との話し相手のみに変更したが，何度説明を受けても指示を忘れ，利用者に頼まれるたびに身体介護に手を出してしまうとのことであった。個室対応が多いため，他の職員が異変に気づきにくいことも問題をより深刻にさせていた。また，病識の乏しさゆえに，まわりに迷惑がかかっても，"われ関せず"な態度で職員から不満が生じる可能性が心配された。

　一方，本人の強みは，他者との会話はうまく，利用者の誰とも笑顔で接することができる点であった。福祉職員としての経歴は長く，実務的な能力としては上司も認めるところであった。これらの点を一緒に検討するなかで，①まわりが口頭で伝えても必要なときに本人が思い出すことは難しいことを前提とし，大事なことはボードや用紙に書いて渡す，②利用者の話し相手をするときは個室ではなく，できるだけ皆の目が届くロビーに出てきてもらう，③個室を回るときには他スタッフとペアで動き必要な指示がすぐに受けられるようにする，などが案として出された。

### 2) 本人に対する支援

　診断を受けた後も受診時と同様にさほど深刻味はなく，告知による抑うつ的な反応は目立たなかったが，受診3か月後も休職が続いていることに対して「薬を飲んですぐに復帰するつもりだったのに」との訴えがみられた。そこで，本人とも相談の上，1）心

表2　本人と職場への検査結果のフィードバック内容（抜粋）

| サポートが必要な点 | 支援に活かせる保持されている点・対応の工夫 |
|---|---|
| 口頭で聞いたことは忘れやすい | ヒントや促し，視覚的な補助があると記憶力の低下を補うことが可能<br>→チェックリストや携帯アラームの利用<br>→文字だけでなく具体的な図や写真の活用<br>　行動を通して覚えたことは覚えやすい<br>→手続きを習慣化する |
| 持ち物の管理場所を忘れてしまう | →重要な物やよく使用する物の保管場所を固定する，収納物がわかるようにラベリングの工夫 |
| 同時に2つのことに注意を払うことができない | →作業を終えてから次の指示をする |

理的側面への支援，2）復職へ向けてのアドバイスの2点を目的に，月1回の受診に合わせて臨床心理士によるカウンセリングを行うことになった。

　初回時には，服薬継続や病気への否認，受け入れ難い気持ちについて流涙する場面があり，筆者はこれからの生活の不安や長年続けてきた仕事への思いについて共感的に受け止めるよう努めた。さらに，今後の生活へ向けて，職場スタッフへの説明をもとに，より噛み砕いて結果をフィードバックした。疲れがたまるともの忘れなども生じやすくなるため，負担を軽減する意味で休みをとること，生活リズムにめりはりをつけることも必要である点について説明を加えた。

　カウンセリング開始1か月後には職場側の調整が整い，出勤日数を短縮しての復職が決定した。復職後は以前より表情が明るくなり，仕事には変わらずに取り組めているとのことだった。前に携わっていた業務に復帰できると希望をもっている様子があり，もともと管理職だった職場で同僚や部下から指示されることに本人が納得できるかなど，今後も職場との葛藤が生じることは予想された。

　ところが，その後「自分は思い込みが強い」「利用者や職場に迷惑をかけたら取り返しがつかないので指示に従うようにしている」という発言が聞かれ出した。徐々に病識が出てくるなか，以前よりも確認行為や不安が強まったようであった。筆者はそのつど，不安な気持ちを傾聴し，支持的な対応を繰り返した。

　その後も仕事のことが話題に出るなか，独学で資格試験に受かり，現在の仕事を十年以上も続けてきたと回想が進み，「これまでよくがんばってきた」「利用者の人の笑顔を見るのが私の幸せ」と肯定的な発言が増え，以前のような不安や焦燥感はいくぶん和らいでいった。

　時々，仕事以外に一人でいるときに孤独感を抱くとの発言があり，仕事以外に趣味や本人が大切に思っていることを話し合っていくなかで余暇の使い方や生活リズムを整える方法についても取り上げた。しだいに，日常生活でも散歩や音楽鑑賞を取り入れたり，今まで抜いていた朝食を毎日自分で用意して生活リズムをつけるようにしたりと，本人なりに対処しようとする行動も認めるようになった。

　カウンセリング開始4か月後，情緒的に落ち着いてきたことからカウンセリングの終了を提案したが，本人が希望を継続したため，今後も月1回のペースで様子をみながら進めていく予定である。

## 4　考察・まとめ

　本症例は若年性アルツハイマー型認知症を発症し，職場での問題を契機に受診に至ったケースである。若年性認知症の支援において，経済的な打撃を少しでも和らげ，患者の居場所を確保するために可能な限り就労期間の延長が求められる。本症例では職場の理解もあり，早期に医療につながり，職場との連携に至ったことが，復職を可能にしたポイントであろう。

　評価の面でいえば，客観的な認知機能評価を行うことで，本人の不得意な点，保たれている能力をとらえ，日常生活の具体的な問題と照らし合わせながら，いかに支援につ

なげていくか検討する重要な資料となる。若年性認知症を対象とする場合，MMSE などの一般的なスクリーニング検査では認知機能の低下が反映されないことも少なくない[2]。筆者が用いた RBMT は日常場面に即した記憶を評価でき，MMSE などよりも難易度が高く，早期の若年性認知症の鑑別にも有用と考えられる。

　また，本症例は近時記憶障害が前景に立っていたが，早期の若年性認知症では記憶障害よりも実行機能障害が主となり，仕事の能率低下が目立つために，うつ病と疑われるケースもある。実際，職場での不適応から反応性うつ状態に至ることも珍しくなく，うつ病の診断によって休職扱いになり，認知症の早期発見が遅れてしまう可能性もある。高い認知機能を要求される職場での変化は，家庭や診察室ではとらえられないことも多く，職場での具体的な様子が非常に重要な情報となる[3]。職場，医療現場，家族などと情報の共有を図ることで，漠然とした不安を抱えている本人・家族にとって解決の糸口が得られるし，職場内の混乱を未然に防ぐことにもつながる。

　本人の生活をどう支援するかについては，社会資源に関する情報提供はもとより，不安や抑うつなどの心理的側面にもきめ細かく対応する必要がある。本症例のように最初は深刻味が乏しくとも，経過のなかで病識が生じてくることもあり，本人の状態に応じた対応を考慮せねばならない。病名告知への心理的衝撃，休職や復職に伴う不安や悩みに向き合い，本人がそれらを受け止めた上でいかに"その人らしく"残りの人生を生きていくか考えることが欠かせない。

　本症例では取り上げていないが，本人を支える家族や職場スタッフなど多方面へのアプローチも考慮することが重要である。今後，若年性認知症患者の受診が増えてくることが予想され，医療機関としても多面的な支援方法を蓄積していく必要がある。

### 引用文献

1）朝田隆，池嶋千秋，野瀬真由美ほか：厚生労働科学研究補助金（長寿科学総合研究事業）総合研究報告書—若年性認知症の実態と対応の基盤整備に関する研究．2009．
2）齋藤正彦：若年性認知症に関わる説明．実践・認知症診療　認知症の人と家族・介護者を支える説明（繁田雅弘編），pp.22-29，医療ジャーナル社，2013．
3）成本迅，加藤佑佳：職場における認知症，その症状，診断から対応まで—認知症を疑うとき（軽度認知障害 MCI を中心に）．産業精神保健 21(2)，pp.72-76，2013．

### 参考文献

▶ 東京都福祉保健局高齢社会対策部在宅支援課：若年性認知症ハンドブック—職場における若年性認知症の人への支援のために，葵コーポレーション，2010．

聴覚障害合併例

## 症例 5 聴覚障害を伴う中等度アルツハイマー型認知症者に対する補聴器装用とメモリーブックを用いた聴覚・認知・情動面への介入

## 1 症例基礎情報

**基本情報**

80歳代女性，アルツハイマー型認知症
教育歴：女学校卒　　職歴：市役所（事務職）
家族構成と居住：独身で介護老人保健施設入所中
趣味は華道，書道，旅行。

### 1）現病歴

X-20年に定年退職し，趣味の華道，書道，旅行を楽しんでいた。X-10年頃，聞こえの悪さを自覚し補聴器装用開始。X-5年頃より，友人との約束を忘れる，鍋を焦がすなどが頻繁に起こるようになる。自力での補聴器装用も困難となり装用せず。同時期に変形性膝関節症により，移動に支障をきたすようになる。X-4年頃，軽度アルツハイマー型認知症の診断でドネペジル塩酸塩（アリセプト®）服用開始。しばらくは，ヘルパーやデイケアの活用により在宅生活を続けていたが，物盗られ妄想，隣人との諍い（いさか）などのため持続的な監視や介護が必要となり，X-3年に介護老人保健施設入所となる。

### 2）現在の生活状況

食事・更衣・整容はセッティングすれば可能，車いすでの移動は要介助，排泄，入浴ともに部分介助である。集団生活になじめず，レクリエーション活動に参加するものの傍観的。難聴のためテレビ視聴や他者との会話を回避しがち。時折，スタッフに，「ここはどこか」「次は何をしたらよいのか」と落ち着かない様子で尋ね，「私はすっかりダメになってしまった」と嘆く。一方で，かつての仕事や趣味については楽しそうに語る。

## 2 評価

### 1）感覚検査

聴覚は，4分法による平均聴力レベルが，気導検査では右耳45 dBHL，左耳77.5 dBHL，骨導検査では右耳36.7 dBHL，左耳75.0 dBHLであった。視覚は，裸眼で

フォント12が判読可能であった。

## 2）神経心理学的評価

臨床認知症評定法（CDR）は3。MMSE（Mini Mental State Examination）は総得点が11点で，下位項目は見当識，注意・ワーキングメモリー，遅延再生，空間が低下（表1）。

認知症コミュニケーションスクリーニング検査[1]（CSTD）は20/22で，日本語版Behavior Pathology in Alzheimer's Disease（BEHAVE-AD）では，行動障害，感情障害，不安および恐怖において1〜3点，合計9/75点であった。

レクリエーション時における能動的態度コミュニケーション評価[2]（以下，態度評価）13/100点では，事物への関心，対人意識，参加態度，発話行動，日常生活動作，社会的行動において低下を認め，全般的に受動的・消極的な態度であった（表2）。

表1　神経心理学・臨床心理学的評価

| | | 初期評価/max | 再評価 | | | 初期評価/max | 再評価 |
|---|---|---|---|---|---|---|---|
| 認知機能（MMSE） | 総得点 | 11/30 | 13 | BPSD（BEHAVE-AD） | 総得点 | 9/75 | 6 |
| | 見当識 | 0/10 | 2 | | 妄想観念 | 0/21 | 0 |
| | 注意 | 1/5 | 1 | | 幻覚 | 0/15 | 0 |
| | 記憶 | 3/6 | 3 | | 行動障害 | 1/9 | 1 |
| | 言語 | 5/8 | 5 | | 攻撃性 | 0/9 | 0 |
| | 空間 | 0/1 | 0 | | 日内リズム障害 | 0/3 | 0 |
| 言語機能（CSTD） | 総得点 | 20/22 | 20 | | 感情障害 | 2/6 | 1 |
| | 聴覚的理解 | 4/4 | 4 | | 不安および恐怖 | 6/12 | 4 |
| | 視覚的理解 | 7/7 | 7 | 意欲（態度評価） | 総得点 | 13/100 | 23 |
| | 発話 | 4/4 | 4 | | 物事への関心 | 2/8 | 5 |
| | 書字 | 5/7 | 5 | | 対人意識 | 4/20 | 6 |
| | | | | | 参加態度 | 2/24 | 4 |
| | | | | | 発話行動 | 2/20 | 4 |
| | | | | | 日常生活動作 | 1/8 | 2 |
| | | | | | 社会的行動 | 2/20 | 2 |

表2　評価のまとめ

| 生活レベルの問題点 | ➡ | 要因 |
|---|---|---|
| ・生活全般に対する不活発さ<br>・対人交流の少なさ | | ・難聴<br>・見当識，遅延再生，空間認知の低下<br>・低頻度漢字書字の困難<br>・不安・焦燥 |
| 支援に活用できると思われる保持された能力 ||| 
| ・即時再生，若干のワーキングメモリー<br>・短文レベルの聴覚・視覚的理解，呼称，仮名・高頻度漢字の書字<br>・かつての仕事や趣味などのテーマへの集中力と発話意欲<br>・介護職員に対するあいさつやねぎらいの礼節<br>・1対1での会話には応じる<br>・補聴器装用経験 |||

## 3　目標と訓練プログラム

### 1) 目　標
残存能力を活用して生活の問題点を補うことを基本として，以下の目標を設定した。

〈長期目標〉6か月を目安に
① 職員や他の利用者と短文レベルで意思や感情の交流ができる。
② レクリエーションや生活行為全般に対する意欲が向上する。

〈短期目標〉1か月を目安に
① 補聴器を日中の一定時間装用する。
② メモリーブックを音読し，スタッフと会話する。
③ レクリエーションに参加し，プログラムや他の利用者に関心を向ける。
④ 言語聴覚士以外のスタッフとのコミュニケーション態度とスキルが向上する。

### 2) プログラム
#### (1) 補聴器装用
本人が保有していた箱形補聴器（RION社）を用い，良聴耳（右耳）に装用した。補聴器メーカーの協力により，2週間のフィッティングを行った。その後，1日3時間から装用を開始し，反応をみながら5時間，8時間と延長した。補聴器着脱の一連の手順，例えば，補聴器本体の紐を首にかける，イヤホンを右耳につけるなどの7過程（表3）を，一つずつ口頭指示しながら介助し，自力での着脱を促した。

#### (2) メモリーブック
a. 作　成
1回5～10分程度，週3回のペースで，生活史を聴取した。独居のため写真を得ることができず，インターネットから時代背景に合ったイラストをダウンロードした。生活史とそれらを組み合わせて，15ページからなるメモリーブックを作成した。

b. 音読と会話
1回10分程度，週3回のペースで計10回，メモリーブックを音読して，それをテーマにした会話を行った。

表3　補聴器着脱の7過程

| 補聴器をつける |
| --- |
| ① 首にかける |
| ② イヤホンをつける |
| ③ 電源を「入」にする |
| ④ 音量を確認する |

| 補聴器を外す |
| --- |
| ① 電源を「切」にする |
| ② イヤホンを外す |
| ③ 首から外す |

## 4　結　果

### 1) 補聴器装用
#### (1) 補聴器着脱動作の獲得
3日間のベースラインでは，補聴器装用の7過程のうち，本体を首にかける・外すことしかできなかったが，1週後より達成項目が増え，音量確認以外は可能となった（図1）。

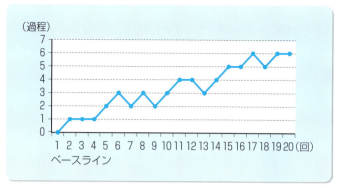

図1　補聴器着脱操作の変化

### （2）観察による行動の変化

　ベースライン時は，かつて使用していた補聴器であるにもかかわらず，「これは何ですか？」と尋ねていた。使用し始めると違和感や不定愁訴などの訴えは特になく，約3週間で1日8時間の補聴器装用が可能となった。4週目の朝には，「これがないとだめです」と言いながら補聴器のイヤホンを耳に着け，装用利得を認識しているようであった。

## 2）認知・言語機能
### （1）神経心理学的検査の変化
　MMSEは11点から13点となり，場所の見当識が向上した。CSTDは変化なし（表1）。
### （2）メモリーブックの音読や会話時の変化
　メモリーブック作成のための生活史聴取では，幼少期，市役所勤務，趣味の書道と華道のエピソードが最も多かった。ネガティブなエピソードはほとんど表出されず，楽しかった思い出が中心であった。メモリーブックの作成過程と，2日に1回読んでいることを憶えておらず，毎回新鮮に音読し，思い出を語った。

## 3）意欲，BPSD
　BEHAVE-ADでは，行動障害は変わらないものの，感情障害，不安および恐怖が軽減し，9点から6点に変化した（表1）。レクリエーション時における態度評価では，事物への関心，対人意識，参加態度，社会的行動は変化し13点から23/100点に変化した。プログラムや他者の言動などへの関心は増えたが，自ら働きかけるまでには至らなかった。

# 5　考察・まとめ

　本例は補聴器装用経験があり，フィッティングから装用手順の習得，1日8時間の継続的使用に至るまで，違和感や不定愁訴なく経過した。補聴器を装用していた過去のエピソードは完全に忘却していたが，装用の一連の行為は手続き記憶として保存されていたと考えられる。筆者らが重度～軽度ADを対象に行った補聴器装用試行では，装用経験がない場合，4か月装用可能であった人はわずか8.2％であった[3]。聴覚障害も認

知症も加齢に伴って罹患率は上がり，かつ重症化する．聴覚障害が軽度のうちに補聴器装用を試みておくことの重要性が示唆される．

認知機能については，MMSE において見当識の項目が改善した．何らかの認知訓練的介入により見当識が改善することはすでに報告がある[4]．見当識は検査場面で問われて考えるだけなく，日頃からカレンダーを見る，移動した場合は位置を覚えておくなどの意識がなければ検査での正解は得難い．MMSE の下位項目と日常生活活動の関係について重回帰分析を行った Razani ら[5]によると，日常生活の改善を最も予測する因子は見当識であり，見当識の向上は生活全体の変化につながる重要な指標といえよう．

部分的であるものの BPSD や意欲が好転したのは，補聴器装用による感覚刺激入力の適正化，メモリーブックによる認知・言語機能の強化，スタッフとの1対1での対人交流の増加などの複数要因によるものと推察される．高齢者医療・福祉機関では医療情報が思うように得られないまま評価や支援を行わざるをえないことが多い．本例も画像所見や入所に至るまでの神経・臨床心理学的検査データはなかった．認知症者の多さに比し専門職が少ないこと，認知症者の協力性が低いことなど，適正な評価の実施は容易ではない．しかし，残存機能を発見し，それを活用して問題点の軽減を図るという認知症支援の基本を実現するためには，詳細な神経・臨床心理学的検査が不可欠であり[6]，本例に実施した一連の評価と支援はそのひとつの例を示したと思われる．ただ，本例の変化は，BPED については生活全般であったが，意欲についてはレクリエーション場面のみに限定されたものである．今後，行動分析的な視点を加え，生活全般の変化も標的にした効果検証を検討していきたい．

### 引用文献

1）飯干紀代子監：認知症コミュニケーションスクリーニング検査，エスコアール，2013．
2）前岡恵美：失語症の能動的態度に関する検討―評価表の作成を試みて．音声言語医学 49（4），pp.248-253，2008．
3）飯干紀代子，藏岡紀子，吉森美紗希ほか：聴覚障害を伴う Alzheimer 型認知症者の補聴器適用の要因分析．鹿児島高次脳機能研究会会誌 23（1）：36-40，2012．
4）飯干紀代子，稲益由紀子，尾堂友予ほか：認知症者に対する集団での包括的認知訓練の効果― MMSE（Mini Mental State Examination）の下位項目による分析．高次脳機能研究 29（4），pp.426-433，2009．
5）Razani J, Wong JT, Dafaeeboini N, et al：Predicting everyday functional abilities of dementia patients with the Mini Mental State Exam. J Geriatr Psychiatry Neurol 22, pp.62-70, 2009.
6）三村將，飯干紀代子編著：認知症のコミュニケーション障害 その評価と支援．医歯薬出版，2013．

重度症例

## 症例 6 重度アルツハイマー型認知症者に対する残存能力を踏まえた包括的ケアによる効果

# 1 症例基礎情報

> **基本情報**
> 80歳代女性，アルツハイマー型認知症
> 教育歴：小学校卒　　　職歴：主婦
> 家族構成と居住：介護付き有料老人ホーム入所中。それ以前は夫と二人暮らし

## 1) 現病歴

X-3年頃まで在宅で訪問看護（インスリン管理）を利用しながら生活していたが，右大腿骨頸部骨折によりA病院に入院。入院中，車いすでの徘徊行為が頻回であったため，施設への入所を促され，X-2年に介護付き有料老人ホームに入所。入所中，居室やトイレ，ホールなどを行ったり来たり落ち着きなく行動していた。また，「今から帰ります」などの帰宅願望や夜間徘徊もみられた。昨年より金銭面での負担が多いため，リハビリテーション目的も兼ねて介護老人保健施設（老健）に入所となる。1年間老健入所後，現在は介護付き有料老人ホームに入所し，老健の通所リハビリテーションを利用している。

## 2) 入所時の生活状況

移動は，右大腿骨頸部骨折や変形性膝関節症[*1]の影響を認めたが，代償機能で補うことにより独歩可能。食事，整容はセッティングすることで自力で可能。排泄は尿・便意が不確実であり，まれに失禁がみられる。また，系列的な動作が困難であり，紙を用いての清拭，後始末などで混乱を示した。

日中は居室とフロアを行ったり来たりする行動や他利用者の居室に入室したり，無目的行為がみられる。「目が見えない」「何もわからない」など不安症状や拒否的態度を示すことがあるが，入所生活において目立った対人関係のトラブルはない。

---

[*1] 変形性膝関節症：関節軟骨の老化や肥満などの影響により関節が変形した状態。症状として関節痛，関節腫脹がある。

## 2　評価

### 1）画像所見
CT所見上，梗塞巣はみられなかった。前頭葉や側頭葉から頭頂葉にかけて広汎な脳萎縮が認められた（図1）。

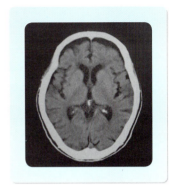

図1　CT所見

### 2）神経学的評価
明らかな神経徴候はないが，廃用性の筋力低下やバランス能力の低下を示した。FIM[*1]（身体機能）の得点は48点であり，整容，入浴（清拭），更衣などの項目で介助量が増加していた。

### 3）神経心理学的評価
MMSE（Mini Mental State Examination）は総得点（30点満点）が，11点で下位項目は見当識，注意・ワーキングメモリー，遅延再生，空間構成が低下（見当識：0/10，即時記憶：3/3，注意・ワーキングメモリー：1/5，遅延再生：0/3，言語：7/8，空間：0/1）。認知症コミュニケーションスクリーニング検査（CSTD）は，言語領域13/22（発話：3/4，聴覚的理解：2/4，視覚的理解：5/7，書字3/7）と低下がみられたが，構音領域は問題なかった。その他の知能検査は，「目が見えないから」と施行できなかった。そのため，小児領域の検査から評価項目を抜粋し施行した。図形の弁別やはめ型，簡単なパズルなどの動作性課題は可能であった。また，コミュニケーション態度は，他者への働きかけはなかったが，受信的態度のやりとりは残存していた。

### 4）言語機能
自発話は，流暢ではあるが具体語が少なく空虚な印象。喚語困難，語性錯語（意味性），反響言語[*2]（減弱型・完型）を呈しており，語と文の復唱は保持されていた。課題場面では，「目が見えないからわからない」など視力の問題を訴えることが頻回にあり，取りつくろい反応[*3]を示すことがあった。

### 5）評価のまとめと問題点
本症例は，認知症の中核症状である見当識障害，近時記憶障害，注意の障害などの複数の認知機能障害と不安，抑うつ，取りつくろい反応，徘徊などの行動・心理症状（BPSD）を呈していた。行動様式は単純化しており，無目的な行動が顕著にみられた。

---

*1 FIM（Functional Independence Measure）：代表的なADL尺度であり，セルフケア，移乗，移動，コミュニケーション，社会的認知など計18項目を7段階で評価する。
*2 反響言語：質問と同じ言葉を鸚鵡（おうむ）返しに発話する言語現象であり，減弱型・完型・部分型に分類される。
*3 取りつくろい反応：質問に対しての答えに窮した際，もっともな言い訳をしたり表面的な態度を示したりすること。アルツハイマー型認知症の特徴でもある。

一部のADL以外は，言葉かけなどによる促しや介助が必要であった。

## 3 目標と訓練プログラム

### 1) 目標

保持されている身体機能や視覚認知，状況理解力などの認知機能を活用することによって生活様式全般の活動量を維持・向上する。

〈短期目標〉

環境変化によるBPSDの悪化予防と入所生活の日課を形成する。

〈長期目標〉

食事や排泄などの目的行動を維持すること，外界への興味，関心を再構築し，社会的交流を増やす。

### 2) 訓練プログラム

本症例は，環境変化によってBPSDが悪化したり，逃避的言動・不穏症状が伴いやすく，廃用症候群[*1]を呈するリスクが高かった。したがって，廃用症候群の予防を徹底することが認知症の進行速度の緩和に必要と判断し，訓練プログラムを作成した（表1）。

表1 訓練目的と訓練プログラムのまとめ

| 職種 | 訓練目的 | 訓練内容 |
|---|---|---|
| PT<br>OT | ・バランス機能の維持を図り転倒を予防<br>・残存しているADLの維持 | ・バランス機能訓練<br>・関節可動域訓練，ADL訓練 |
| ST | ・外界に対する興味，関心の向上<br>・社会的交流の増加を図る<br>・残存している高次脳機能の維持 | ・施設内外での散歩<br>・集団療法<br>・認知リハビリテーション |
| NS<br>CW | ・日中の活動レベルの向上<br>・社会的交流の増加を図る | ・離床の促進，フロアで課題提供<br>・集団レクリエーション |

## 4 結果

老健入所中，機能訓練は個別，集団併せて週4～5回行った（1回20分）。また，集団レクリエーションは，ほぼ毎日施行した。

### 1) 退所時

#### (1) 身体機能およびADL

入所中，身体機能の低下はみられず，独歩の際も杖の必要性は低くなった。FIMの得点も入所時と比較して移乗動作や歩行に改善がみられ（表2），居室にいる時間は減少

---

*1 廃用症候群：特定の病理に基づくものではなく，器官系の使用が抑制あるいは制限されたことによって生じる種々の症状。褥瘡や関節拘縮などがある。

し，フロアで他の利用者といることが多くなった。

**（2）認知機能**

MMSEの総点は9点で初期評価と比較して注意と言語の2問で低下を示した（表2）。しかし注意課題，視覚を介した言語課題の成績は，取りつくろい反応により一貫性のある結果が得られにくく，明らかな能力低下を示していないと推察された。FIMの認知機能の得点は18点であり，他者に話しかける様子や集団療法・レクリエーション場面では，能動的態度の機会が増加していた。

表2　結果のまとめ

|  | 入所時 | 退所時 | 退所後（2か月） |
|---|---|---|---|
| MMSE | 11 | 9 | 7 |
| FIM（身体機能） | 53 | 58 | 48 |
| FIM（認知機能） | 12 | 18 | 10 |
| CSTD | 12 | 13 | 11 |

### 2）退所2か月後（通所リハビリテーション利用時）

歩行時のふらつきや「もう歩けない」などの訴えがあり，バランス能力の低下や持久力の低下を呈していた。認知機能面では，取りつくろい反応や受動的態度の増加傾向を認めた。また，反響言語，同語反復[*1]などの言語自動症の頻度も増加しており，書字課題では構成が崩れ，判読困難な文字がみられた。退所時と比較して，MMSE，FIM，CSTDいずれも得点の低下を認めた（表2）。

## 5　考察・まとめ

本症例は，神経心理学的評価より見当識障害，記憶障害，注意障害などの認知機能障害と不安，抑うつ，徘徊などのBPSDを呈していた。CT所見，神経学的評価も踏まえ，重度のアルツハイマー型認知症と判断された。

老健入所中は，残存しているADLを維持することを目標に転倒予防のための運動機能訓練や認知訓練など包括的ケアを行った。その結果，身体機能，認知機能ともに機能維持を図ることができた。しかしながら，退所後2か月時での再評価では，各神経心理学検査やFIMにおいて低下を示した。老健入所中は，毎日機能訓練や集団レクリエーションを施行しており，認知症に対する機能訓練の重要性を示す結果と推察された。

認知症に対する機能訓練は，現実見当識訓練や回想法に関する先行研究が報告されているが，対象者の多くは軽度認知症であり，本症例のような重度例では適応困難である[1]。認知症メンタルケアの原則[2]を考慮すると，重度認知症の場合，残存している能力に着眼点を置き，臥床や転倒における廃用症候群に留意しながら社会交流を維持・拡大する必要があるといえる。

認知症の鑑別診断という目的にあっては，複数の認知機能障害を確認するために，記憶，言語機能，遂行機能，視空間認知，推論，注意といった認知機能を領域横断的にある程度幅広く評価する方略がとられてきた[3]。このような背景から，わが国の認知症ス

---

*1　同語反復：自分の発した語や句を強迫的にくり返すこと。

クリーニング検査として改訂長谷川式簡易知的能力スケール（HDS-R）やMMSEが代表的なものと紹介されている[4]。

本症例も領域横断的な評価では，多くの領域に障害がわたっていたが，記憶，注意などの基本能力である[1,5]，認知，意欲の維持，向上が必要不可欠であると考えられた。

認知症は障害特性上，その支援の効果を示す科学的根拠が得られにくい領域ではあるが，各神経心理学検査結果の解釈を適切に施行することや日常生活場面での行動観察を行い，残存能力を踏まえた包括的ケアを実施することが，今後の認知症支援に欠かせないと考える。

### 引用文献

1）繁信和恵：見当識障害の評価とリハビリテーション．老年精神医学雑誌 22, pp.290-294, 2011.
2）室伏君士：認知症高齢者に対するメンタルケア，老年精神医学雑誌 19（増刊号-Ⅰ），pp.21-27, 2008.
3）河野直子，梅垣宏行：軽度認知症をスクリーニングするための神経心理学テスト・バッテリー．老年精神医学雑誌 21, pp.209-214, 2010.
4）石合純夫：高次脳機能障害学，第2版，pp.240-242, 医歯薬出版, 2012.
5）竹中星郎：老いと心と臨床, pp.70-81, 診療新社, 1983.

グループ療法

症例 7 アルツハイマー型認知症者に対する現実見当識訓練・回想法グループ療法の実践

## 1 症例基礎情報

**基本情報**

80歳代女性，アルツハイマー型認知症
教育歴：高等女学校卒　　職歴：家業手伝い
家族構成と居住：夫と二人暮らし，子どもなし
性格は話好きで朗らかだが，勝気なところもある。趣味は特にない。

### 1）現病歴

X-7年頃よりもの忘れ症状が出現。特に医療機関は受診せず，在宅にて生活し，車の運転もしていた。X-5年頃より通帳の置き場所を忘れる，同じことを繰り返し言うなどが目立ってきた。以前は温厚であったが，短気，感情失禁を認めるようになり，病院受診に至るが継続治療はできていなかった。X年，夫の看病疲れから入院となる。

### 2）入院時初期評価

神経心理学的評価では，MMSE（Mini Mental State Examination）が10点，改訂長谷川式簡易知能評価スケール（HDS-R）が16点で，見当識障害，記憶力低下，計算力低下などを認めた（表1，初期評価）。疎通性や理解力はおおむねよいが，話の内容が複雑になると笑って場を取りつくろう様子がみられ，また，繰り返しの話が目立った。

### 3）入院後の生活状況

基本的ADL（移動，食事，排泄など）は自立レベルであった。もの忘

表1　神経心理学的評価

| | | 初期評価/max | 終了時評価 |
|---|---|---|---|
| MMSE | 総得点 | 16/30 | 20 |
| | 時間の見当識 | 1/5 | 0 |
| | 場所の見当識 | 2/5 | 4 |
| | 記銘 | 3/3 | 3 |
| | 計算 | 1/5 | 4 |
| | 遅延再生 | 0/3 | 0 |
| | 呼称 | 2/2 | 2 |
| | 復唱 | 1/1 | 1 |
| | 理解 | 3/3 | 3 |
| | 読字 | 1/1 | 1 |
| | 書字 | 1/1 | 1 |
| | 描画 | 1/1 | 1 |
| HDS-R | 総得点 | 10/30 | 14 |
| | 年齢 | 0/1 | 0 |
| | 時間の見当識 | 0/4 | 0 |
| | 場所の見当識 | 2/2 | 2 |
| | 語の記銘 | 3/3 | 3 |
| | 計算 | 1/2 | 2 |
| | 逆唱 | 1/2 | 1 |
| | 語の遅延再生 | 1/6 | 0 |
| | 物品記銘 | 2/5 | 4 |
| | 語の流暢性 | 0/5 | 2 |

れの自覚を口にするも病識は薄く,「病院にいる」と認識する一方で,「家に帰る」との発言や今でも仕事をしているような話が聞かれることがあった。新しいことへの取り組みは消極的で,レクリエーション活動は集団の外から眺めて楽しむ参加状況が多かった。他者との自発的なコミュニケーションはあったが,同じ話の繰り返しや現状に合わない発言があり,指摘を受けると「呆けてしまった」と苦笑いで場をやり過ごしていた。

## 2　目標と訓練プログラム

### 1）目　標

おおむね良好に保たれている対人コミュニケーション能力を活かして,以下の目標を設定し,現実見当識訓練（reality orientation：RO）・回想法グループ療法に導入した。
① 知的機能の維持・改善
② 入院生活における対人交流や活動の場の拡大
③ 情動面の安定

### 2）訓練プログラム

グループ療法は,週に1回,1時間,同じ時間帯・場所で実施した。構成メンバーは言語でのコミュニケーション能力がおおむね保たれている中等度～重度の認知症者10名程度で,スタッフは臨床心理士と作業療法士各1名で実施した。

セッションでは,「誤り排除学習」理論[1]をベースとした見当識情報の提供,五感に働きかける材料（日付ボード,写真,実際の物品,音楽など）を用い,季節や時事を考慮した回想テーマの設定を行った（表2）。

グループ療法場面での行動観察評価として,MENFIS（Mental Function Impairment Scale）を

表2　RO・回想法グループ療法

| セッションの流れ | 回想のテーマ |
|---|---|
| ① 誘導,名札配布,体調確認<br>② 見当識およびグループ名・目的の確認<br>③ テーマを設けての回想<br>④ 本日の振り返り,次回予告,終了のあいさつ | ・発達段階的内容：家族,学校生活,仕事,結婚など<br>・年中行事：正月,節分,ひな祭り,彼岸,お盆など<br>・生活様式：日用品の今昔,四季の過ごし方,家事など |

表3　MENFIS（Mental Function Impairment Scale）

| | | 初期評価 | 終了時評価 |
|---|---|---|---|
| 合計 | | 33 | 17 |
| 認知機能障害 | 場所の見当識 | 3 | 3 |
| | 時間の見当識 | 5 | 5 |
| | 最近の記憶の障害 | 4 | 4 |
| | 昔の記憶の障害 | 3 | 3 |
| | 会話理解の障害 | 1 | 0 |
| | 意思表示の障害 | 1 | 0 |
| | 判断の障害 | 4 | 1 |
| 動機づけ機能障害 | 自発性の障害 | 3 | 1 |
| | 興味・関心の障害 | 3 | 0 |
| | 気力の障害 | 2 | 0 |
| 感情機能障害 | 感情表現の多様性の障害 | 1 | 0 |
| | 感情表現の安定性の障害 | 2 | 0 |
| | 感情表現の適切性の障害 | 1 | 0 |

＊「0：まったく障害なし」～「6：完全な障害」の6段階評価

用いた（表3）。

なお，訓練プログラムは本例が入院中の14か月間実施した。

# 3　結 果

## 1）グループ療法経過

グループ療法での経過を表4に示す。認知面では，グループ名や目的を徐々に記憶するようになり，参加メンバーの顔も大まかに把握できるようになった。コミュニケーション面では，意思疎通がとりやすいメンバーを隣りに配置し，対メンバーとの交流を促進させたことで，グループで担う役割にも変化がみられた。

回想では，話の繰り返しや内容の食い違いも認めたが，傾聴した後にスタッフが話を整理し，全体で共有できるようにフィードバックした。家族の思い出や戦争中の苦労などを語り，涙を浮かべることもあったが，過去から現在への時間の移り変わりを実感する言葉が多く聞かれ，「ここに来ると時間があっという間で楽しい」と語った。

## 2）評 価

神経心理学的評価は，MMSEで初期評価16点から終了時20点となり，場所の見当識や計算力で改善を認めた。HDS-Rは，初期評価10点から終了時14点となり，物品再生と語の流暢性で改善を認めた。両検査において，時間の見当識の改善は認められなかった（表1）。

MENFISは初期評価33点から終了時17点と改善した。見当識や記憶力などの認知機能面の変化は乏しかったが，状況を判断して自発的行動を示すようになり，場への興味・関心の高まりや豊かな感情表出がみられるようになった（表3）。

表4　グループ療法経過

| | 初　期 | 中間期（7か月後） | 終了期（14か月後） |
|---|---|---|---|
| 認知面 | ・誘導時，グループ名を聞いても「何の集まり？」と認識があいまい。「忘れっぽいから」と笑って取りつくろう | ・グループ名を聞くと「いつも参加している」と認識可能<br>・日常場面でも，参加メンバーを「おしゃべり会で会う人」と認識する | ・グループについて，「いつも参加している」「昔話をする楽しい集まり」と周囲に説明する<br>・自分の席位置，隣席メンバーを覚える |
| コミュニケーション面 | ・やや受身的だが，対スタッフの会話は反応良好<br>・回想を促進させる「話題提供者」の役割 | ・メンバーの言いたいことを汲み取って解釈を加える。全体へ伝達する<br>・メンバー間に共感を促す「橋渡し」的役割 | ・テーマに沿ってメンバー同士で会話を展開させる<br>・メンバーとスタッフの世代を「つなぐ」役割も担う |

## 4 考察・まとめ

　認知症者を対象としたグループ療法では，知的機能低下によりさまざまな困難が伴う。例えば，記憶力低下や見当識障害のため，グループ自体への所属感がもてず，訓練効果が得られにくいことはそのひとつである。また，喚語困難，話の繰り返し，話題の逸脱，話の順序やつじつまが合わないといった談話の特徴[2]のため，認知症者同士のコミュニケーション場面は，話がまとまらず，内容が深まりにくい状況が生じやすい。

　本例は，日常場面では一見意思疎通が良好であったが，軽度の認知症者から指摘される程度の記憶力低下や状況認識の不十分さは認めた。しかし，場所の見当識は比較的良好であったため，先行報告[3]にあるように，浮動性の少ない，領域特異的な部分の学習は可能と予測された。

　そのため，グループ場面では，グループ名や目的など固定的な事柄は同じ手順で視覚的に繰り返し提示し，自発的な想起を徐々に促していった。また，本例の談話特徴に対しては，内容の補足や整理を行い，積極的な発言を促進させた。

　認知症者であっても感情の記憶は残りやすいといわれる。「共感」という実感を伴った会話が生まれやすい同世代の回想の場は，本例にとってさまざまな感情を喚起する場として記憶されたものと思われる。また，セッションを重ねることで「覚えた事柄（＝感覚）」や自分の話が他者にしっかり伝わる体験は，記憶力低下をある程度自覚していた本例にとって安心感や自信を与えたものと推察される。

　グループ療法では，個人の反応を引き出したり，メンバーの相互作用を促したりしながら，グループ全体の方向性を整える役割がスタッフには求められる。そのため，グループを構成する個々人の認知機能面や情動面，行動特性を適切に評価し，どのような目標を設定し，集団のなかでいかに個人へアプローチしていくかの試行錯誤が，グループ療法におけるひとつのポイントである。

### 引用文献

1）三村將：記憶障害のリハビリテーション．失語症研究 18(2)，pp.30-38，1988．
2）本多留美，綿森淑子：アルツハイマー病の談話障害への介入的アプローチ．言語聴覚研究 6(1)，pp.39-44，2009．
3）相星さゆり，浜田博文，稲益由紀子ほか：老年期痴呆患者に対して現実見当識訓練（RO）法と回想法を併用した心理的アプローチの結果．老年精神医学雑誌 12(5)，pp.505-512，2001．

### 参考文献

▶ 小梅宏之，若松直樹編著：高齢者こころのケアの実践（上・下），創元社，2012．

第 **4** 章　失語症

# 障害の概説・評価と支援のポイント

## 1　失語症とは何か

### 1）失語症とは

　失語症は，脳の器質的損傷によって，一度獲得された言語が後天的に損なわれることによって生じる言語障害である。失語症の原因疾患としては脳血管障害が最も多いが，外傷や脳炎など脳に損傷を与える要因はすべて失語症を惹き起こす可能性がある。言語にかかわる脳の部位は，左脳にあり，シルビウス裂周囲領域が知られている（図1）。

　また，失語症では，話す・聞く・読む・書く，といったすべての言語様態（モダリティ）が損なわれる。各様態の障害の程度は患者によってさまざまだが，いずれの言語様態も無傷であることはない。単一の言語様態が損なわれた場合は，純粋型と呼ばれ，失語症の亜型として分類される。失語症のタイプ分類を表1に示した。

### 2）失語症の言語症状

#### （1）発話の障害

　患者の発話の特徴は流暢性という概念で流暢・非流暢のいずれかに分類される。流暢性は，構音の障害の有無，発話単位の長さ，発話量，努力性の有無などにより判断される。失語症の中核症状としてものの名前が思い出せない喚語障害がある。「ねこ」を「い

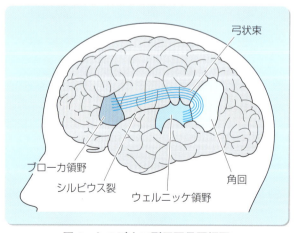

**図1　シルビウス裂周囲言語領野**

シルビウス裂周辺に，言語の発話中枢であるブローカ領野，言語の聴覚中枢であるウェルニッケ領野，文字中枢である角回があり，これらの領域が言語に深くかかわる部位とされている。ブローカ領野とウェルニッケ領野を結ぶ線維束が弓状束であり，復唱にかかわるとされている。

**表1　失語症のタイプ分類**

| | |
|---|---|
| 非流暢性失語 | 全失語<br>ブローカ失語<br>超皮質性混合型失語<br>超皮質性運動失語 |
| 流暢性失語 | ウェルニッケ失語<br>伝導失語<br>超皮質性感覚失語<br>失名辞失語 |
| 純粋型 | 純粋語唖<br>純粋語聾<br>純粋失書<br>純粋失読 |

ぬ」と言う（語性錯語），「ねこ」を「ねき」という（音韻性錯語）などの言い誤りもみられる。重度の場合には，何も話さない（緘黙），特定の音や言葉しか話せない（再帰性発話），言い誤りが多くまったく通じない発話（ジャーゴン）が観察される場合がある。また失語症では，文法の障害を伴うことが多く，助詞・助動詞が欠落する失文法と，それらの使用を誤る錯文法がある。

### （2）聴覚的理解障害

語音が聞き取れない，語の意味が理解できない，などの障害がある。文章の理解には文の長さ（情報量）のみならず，文法的理解障害が影響することが知られている。

### （3）文字の障害

音声言語で観察される喚語障害や理解障害，文法の障害などは文字言語でも観察される。

## 2　評価と支援のポイント

失語症の評価と支援は，発症からの経過に応じて柔軟に対応することが重要である。特に高齢者の失語症に対する評価と支援のポイントを表2に示した。

**表2　発症からの経過に応じた高齢者失語症に対する評価と支援のポイント**

| | 評価のポイント | 支援のポイント |
|---|---|---|
| 急性期 | ・言語症状のほかに，全身状態，疾患の特徴，年齢などの情報から予後推定を行いリハビリテーションの見通しを立てる | ・本人や家族に，失語症とは何か，および今後のリハビリテーションの流れを説明<br>・当座のコミュニケーション手段を検討して環境を調整 |
| 回復期 | ・言語機能を中心とした評価の実施 | ・本人の心理・身体状態に配慮した言語機能訓練プログラムの作成・実施<br>・活動・参加を視野に入れて退院後の生活に則したリハビリテーションの実施 |
| 維持期 | ・生活全体を評価の対象とする（QOLを重視）<br>・定期的に評価を実施 | ・活動・参加の機会を減らさない，可能であれば増やしていく<br>・本人の生活歴を示すメモリーブックなどを作成し，見当識などの認知機能全般を維持 |

### 参考文献

▶ 藤田郁代，立石雅子編：標準言語聴覚障害．失語症学．医学書院，2009．
▶ 波多野和夫，中村光ほか：言語聴覚士のための失語症学．医歯薬出版，2002．
▶ 毛束真知子：絵で解る言語障害—ことばのメカニズムから対応まで．学習研究社，2013．

若年発症で高齢化した症例

## 症例 1　重度失語症者への長期にわたるAACと参加へのアプローチ

## 1　症例基礎情報

> **基本情報**
> 80歳代前半男性，全失語，右片麻痺，脳梗塞（左中大脳動脈領域）
> 職歴：自宅にて小売店経営（商業）
> 家族構成と居住：妻と二人暮らし，近所に子どもと孫在住
> 性格は温厚で，趣味は碁，ゴルフ，テレビにて相撲・野球鑑賞など。

### 1）現病歴および初診時までの経過

　X-24年のときに脳梗塞を発症し近医に緊急入院した。その後約8か月間県内のリハビリテーションセンターに入院した。週1回言語訓練も行われたが，体調不良などで休みがちで，またうつ的となりふさぎ込んでいることが多かった。

　自宅退院後，X-15年のときに近くの病院で理学療法を受けた。その頃は近隣の病院にも言語聴覚士（ST）がいなかったため，同病院にて作業療法士から発話練習を受けた。

　X-13年に，本例の地元に大学の付属クリニックが開設され，外来にて言語訓練と理学療法を週1回ずつ各1時間実施することになった。妻からは「どこまでわかっているのか知りたい」という話があり，長年の生活のなかで，言葉が話せないだけでなく他の認知機能にも問題があるのではないかと感じているようであった。

### 2）現在の生活状況

　食事や整容はセッティングされれば自力で可能。車いす使用で移動・移乗ともに要介助。デイサービス（入浴サービス含む），時にショートステイを利用。

## 2　評　価

　重度の失語症で，また長期間言語訓練を受ける機会が制限されていたためか，表情も暗かった。失語症鑑別診断検査（Differential Diagnosis of Aphasia：DD検査）では「最重度」で，単語レベルの聴理解や読解で正答が得られたのみであった。失行も認められ，指差しの形をつくることも困難であった（The Western Aphasia Battery：WAB 行為 16/60）。レーブン色彩マトリックス検査（Raven's Coloured Progressive Matrices：RCPM）では課題の意味が理解できず，はめ込み方式を用いて練習すると，辛うじて課題理解が可能に

なった。コミュニケーション上のYes-No反応もあいまいであった。

## 3 目標と訓練プログラム

　当面の目標として，①心理面の改善とともに，Augmentative and Alternative Communication（AAC）と参加の観点から，②実用的なコミュニケーション手段の確保，③コミュニケーション機会の提供を掲げた。言語の基礎となる概念などの認知面と言語機能面の向上も目指すことにした。具体的には，Yes-No反応の確立，本例の思いを引き出すための会話訓練（徐々にコミュニケーションノート導入），非言語的なマッチング課題（実物と絵カード，異なる絵カード同士のマッチングなど）や分類課題（絵カードの分類，仲間外れ探しなど），単語レベルの聴理解や読解，復唱訓練を行った。病前，歌（カラオケ）が好きだったことから，楽しみとして訓練の最後に歌も取り入れた。

　評価も継続した。訓練開始半年後頃の実用コミュニケーション能力検査（Communication ADL Test：CADL）は「全面援助レベル」，RCPMは9/24であった。訓練には毎回妻が同席した。情報収集のために，随時，本例・妻・言語聴覚士との会話も行った。

## 4 経　過

### 1）訓練開始1年後頃までの経過
#### （1）言語面
　徐々に言語訓練に慣れ，表情も明るくなってきた。Yes-No訓練時には，あまり考えずに反応する様子がみられたため，"立ち止まり−考え−再刺激を要求する"という回路を確立する必要があると考え，誤反応へのフィードバック方法を工夫した。例えば自己修正の有無を確認してから，再刺激を提示するなどの工夫を行った。名前や住所の書字，簡単な計算などの宿題も徐々に導入した。

#### （2）社会面
　コミュニケーションの機会を増やすために，失語症友の会に参加してもらった。友の会では言語訓練で歌っている曲を熱唱するなど楽しむ様子がみられた。その約半年後に，趣味の会である「絵画教室」にも参加するようになった。家族同士の交流の場である趣味の教室（フラワーアレンジメントなど）に，本例の妻も参加し，和やかな雰囲気のなかで日常の困りごとなどを話し合っていた。友の会や趣味の会のスタッフは「失語症ボランティア養成講座」[1]などに参加した失語症ボランティアたちであった。

　徐々に，他者との会話でも楽しそうな笑顔がみられるようになり，本例自ら非麻痺側の左上肢を差し出して，失語症ボランティアなどに握手を求めるようになった。

#### （3）再評価
　約1年後のDD検査は初回時同様「最重度」であったが，CADLは「大半援助レベル」となり，難易度が簡単〜中程度の下位検査，例えば「メニューを見て注文する」「量の概念がわかる」「買い物をする（値段の判断）」などで加点した。RCPMもわずかである

表1　神経心理学的評価結果

|  | 初回評価 | 訓練開始約半年後 | 訓練開始約1年後 |
| --- | --- | --- | --- |
| 失語症鑑別診断検査（DD検査） | 7/100*（最重度） | — | 9/100（最重度） |
| WAB失語症検査　行為 | 16/60 | — | 22/60 |
| レーブン色彩マトリックス検査（RCPM） | 課題の理解困難 | 9/24（セットB実施せず）セットA 6/12 セットAB 3/12 | 12/24（セットB実施せず）セットA 8/12 セットAB 4/12 |
| 実用コミュニケーション能力検査（CADL） | — | 29/136（全面援助レベル） | 46/136（大半援助レベル） |

＊：重症度尺度項目合計

が向上した。表1に訓練開始約1年後までの各評価結果を示す。

言語表出に大幅な変化はなかったが，言語理解面や基礎的認知機能，実用コミュニケーション面が多少向上したこと，心理面が安定してきたことなどから，聞き手が選択肢を提示したり推測や確認を行うことで，コミュニケーションがとりやすくなった。

表2　重度失語症検査の経過

|  | 訓練開始約1年後 | 訓練開始約2年後 |
| --- | --- | --- |
| PartⅡ（非言語記号課題） | 29/60（48%） | 37/60（62%） |
| 1. 物品使用 | 9/15 | 9/15 |
| 2. 記号の理解 | 8/10 | 8/10 |
| 3. ジェスチャー表出 | 8/15 | 9/15 |
| 4. 描画 | 0/13 | 7/13 |
| 5. 意味関連の理解 | 4/7 | 4/7 |
| PartⅢ（言語課題） | 42/90（47%） | 52/90（58%） |
| 1. 聴覚的理解 | 9/10 | 8/10 |
| 2. 読みの理解 | 6/12 | 9/12 |
| 3. 音読 | 0/12 | 0/12 |
| 4. 系列語・母音 | 8/9 | 9/9 |
| 5. 発語 | 3/17 | 3/17 |
| 6. 復唱 | 8/9 | 7/9 |
| 7. 書字 | 0/9 | 4/9 |
| 8. 数・時計の理解 | 8/12 | 12/12 |

## 2）その後の経過

### （1）重度失語症検査の経過

訓練が軌道に乗り，積極的な訓練を実施した。表2に訓練開始1～2年後の重度失語症検査の経過を示す。非言語記号課題では「描画」で得点し，言語課題では「読みの理解」や「書字」「数・時計の理解」が向上した。

### （2）会話訓練について

図1に会話例を示す。AACの考えに沿って先に言語聴覚士が書字を行い，試合結果を書き足してもらった。コミュニケーションノートや，簡単な描画・ジェスチャーを取り入れた会話訓練も行った結果，本例からの話題提供が増えてきた。例えば80歳の誕生日前には，カレンダーを指差して，誕生日が近いことを嬉しそうに伝えてくれた。誕生日当

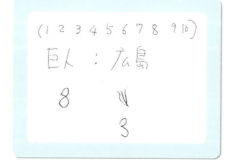

図1　野球の試合結果に関する会話例

まず話題を明らかにするために，言語聴覚士が野球チーム名を書いた。本例では記憶の障害はないが，適切な数字の想起が困難であったため，野球チーム名の上に，言語聴覚士がさらに1～10の数字を記した。本例はその数字を参照しながら，試合結果を書いた。

日はビールで乾杯したという妻の話を聞きながら，笑顔で「ビール」と復唱を行ったりした。

また妻から「自宅でどうしてもわからないことがあった」との訴えが時々あった。本人がさらに話したい様子であった場合には，言語聴覚士が選択肢を提示する，妻も含め皆で推測を働かせるなどの方法を用いて，本人の思いを引き出すように努めた。

### (3) 社会面

引き続き，友の会，絵画教室，各交流会などにも積極的に参加した。例えば絵画教室では，消しゴムを落としたときに，指差しと声で拾ってほしいことを伝えるなど，非言語的手段を用いて意思伝達を行う場面が増えてきた。

## 5　考察・まとめ

### 1）言語・コミュニケーション面の回復について

発症からの経過が長く，言語に加えて概念などの基礎的な認知機能が障害されていた本例に継続的な支援を行った結果，既存の検査にも多少の向上がみられた。CADLや重度失語症検査では，読みや数字の理解，非言語的手段を利用した伝達能力などが向上した。また重度失語症検査中の「意味関連理解」には変化なかったが，訓練場面などから概念レベルの向上も観察された。言語聴覚士がかかわったことでいくつかの側面に改善が得られ，コミュニケーションがとりやすくなったと考えられた。

重度失語症者では，基礎的な認知機能である意味―概念面の障害を伴う場合も多いため，問題が疑われる場合には評価や訓練対象とし，コミュニケーションやAAC導入のベースづくりを行うことが重要と思われる。

### 2）AACを主眼とした支援について

昨今では失語症者の自己決定を引き出すことの大切さが指摘されている[2]。本例への訓練では，今ここで話したい，伝えたいと思っていることを，さまざまなコミュニケーション手段を用いて引き出し，家族の協力も得て，皆で理解するよう努めた。失語症者，特に重度の失語症者の自己決定を引き出すためには，周囲の関与を含めたAACの観点からの支援が不可欠である。

また重度失語症者では，復唱形式も，会話への参加の重要な一手段である。重度失語症者が会話のなかで続く多くの言葉からある特定の言葉をとらえて自発的に行う復唱（本例では「ビール」など）を，われわれ言語聴覚士は的確にとらえて強化しフィードバックすることが大切である。

### 3）参加への支援について

#### (1) 本人への支援

本例では，リハビリテーションに加えていくつかのコミュニケーション機会の提供を行ったことで，さまざまな人との交流が生まれた。目黒[3]は「当初はたいへん苦しくて辛く感じても，周囲の適切な支援によって，何年かたつうちに，本人や家族にも笑顔が戻っ

てくる」と述べている。本例も参加の機会や場所が増えたこと，しかも失語症状への理解を深めたいと考えている地域住民（失語症ボランティア）などによる温かい支援があったことが，長期間頑なに閉ざされていた心の解放に結びついたのではないかと思われる。

### （2）家族への支援

小林ら[4]は家族の負担感を調査した結果，失語症状が直接的に介護者のストレスになっていたと報告している。また失語症が重度になるほど家族のかかわり方の工夫が求められ[5]，重度失語症者の家族のストレスや不安はなおさらである。昨今の医療事情では，家族らとの話し合いの時間を確保しにくい場合もあるが，家族への症状説明は重要である。失語症は「見えない障害」であるため，身近な家族であっても適切に理解することは難しく，特に本例のように，基礎的認知機能の障害が加わると，症状理解はより困難になる。家族らが失語症状を適切に理解することが，自らの精神的安定につながるとともに，ひいては失語症者との良好なコミュニケーションに結びつくと思われる。

また家族から情報収集を行い，家族の思いを引き出すことで，家族が抱えるその時々の問題に対応するための役割の一端を言語聴覚士が担うことも大切である。

## 4）まとめ

本例のように，高齢で長期経過した失語症者であっても，言語聴覚士が継続してかかわることでコミュニケーションに何らかの改善が得られると思われる。超高齢社会の現在，高齢で重度であっても，適切なリハビリテーションを受けられる機会を確保することが，よりいっそう大切と思われる。

また，介護保険サービスを利用して行う地域のリハビリテーションでは，活動や参加を通じて仲間との信頼関係を築き，コミュニケーションをとり，よりよい生活を目指すことが目標になる。失語症者にかかわる人々が失語症への理解を深めて，受容的かつ肯定的態度で接することで，失語症者の参加の拡大につなげることが重要である。

### 引用文献

1) 吉畑博代，本多留美，長谷川純ほか：失語症者の心理社会的側面に対する援助．広島県立保健福祉大学誌 人間と科学 2(1)，pp.39-52，2002．
2) Helm-Estabrooks N, Whiteside J : Use of life interests and values (LIV) cards for self-determination of aphasia rehabilitation goals. Perspect Neurophysiol Neurogenic Speech Lang Disord 22, pp.6-11, 2012.
3) 目黒文：重度失語症者と家族の支援．鈴木勉編，重度失語症の言語訓練―その深さと広がり，pp.5-23，三輪書店，2013．
4) 小林久子：失語症における参加制約．言語聴覚研究 7(1)，pp.73-80，2010．
5) Koul R : Overview of AAC intervention approaches for persons with aphasia. Koul R (ed), Augmentative and Alternative Communication for Adults with Aphasia. pp.47-63, Emerald Group Publishing, 2011.

**高齢期発症例**

## 症例 2 高齢期に発症したウェルニッケ失語症者に対する臨床神経心理学的介入

## 1 症例基礎情報

**基本情報**
70歳代後半女性，脳梗塞
職歴：元営業職
家族構成と居住：独居。夫は老人保健施設入所中。1男3女が県内在住。キーパーソンは長女
趣味は家庭菜園。利き手は右。

### 1）現病歴

X−1年4月から心房細動と僧帽弁閉鎖不全症の治療のため近医へ通院していた。X−1年12月の受診中に突然，意識障害（JCS Ⅱ-10）を起こし転倒したため，M病院へ救急搬送された。頭部CT画像において左中大脳動脈領域の多発性脳梗塞がみられ，左半球全体にわたる低吸収域を認めた。保存的治療が施行された後，X年8月にリハビリテーション病院へ転院となった。

### 2）現在の生活状況

食事はセッティングすることで全粥・軟菜を自力摂取できる。日中はほぼ車いすで過ごしており，移動は自走であるが，移乗・排泄・入浴・更衣には軽介助を要する。

## 2 評　価

### 1）神経学的評価

右片麻痺（Br. stage：右上肢Ⅱ，右手指Ⅱ，右下肢Ⅲ）を呈している。顔面神経麻痺（右）があり，まれに右口角から流涎がみられるが，構音は明瞭で，摂食・嚥下障害は認められない。視聴覚は良好で感覚矯正機器の使用はない。

### 2）神経心理学的評価

言語面は標準失語症検査（Standard Language Test of Aphasia：SLTA）から，重度のウェルニッケ失語症と診断された。
単語の聴覚的理解は比較的良好であったが，視覚性の注意（選択性）機能の低下から，

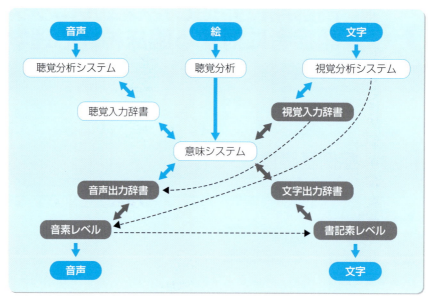

図1　ロゴジェン・モデルからみた障害構造

物品7択以上の理解は困難であった。統語機能に問題はないものの，動詞の理解が選択的に障害されており，聴覚的把持力がARS[*1] 2単位であることから文レベルの聴覚的理解障害を呈していた。

　自発話は流暢性に属し，混合性（新造語および音韻性）ジャーゴンを呈していた。呼称のほとんどは非単語への誤り（新造語および音韻性錯語）であり，頻度効果，語長効果，音断片，接近修正がみられ，復唱および音読は単語レベルから顕著に障害されていた。生活場面では聞き手効果により発話の内容を推察することができた。

　文字言語に関しては，読解で漢字と仮名に乖離がみられ文の読解は困難であった。単語と非単語との識別は良好であった。また，書字および計算に正答はなく重篤な機能の低下がうかがわれた。

　ロゴジェン・モデル（Ellis & Young, 1988）において，音声言語は音声出力辞書および音素レベルの障害に起因する音形の活性化および音韻の系列化の機能不全により，音形想起障害を呈していると考えられた。また，文字言語は視覚入力辞書，文字出力辞書および書記素レベルの障害を呈しており，音声・文字ともに表出系に重篤な障害があることがうかがわれた（図1）。

　見当識および病識は良好で，2食前の食事内容や病前の職業に関する想起も良好であり記憶機能は保たれていた。知的機能は日本版レーブン色彩マトリックス検査22/36（19分28秒）であり70歳代の基準範囲内[*2]であった。

　視覚認知面では標準高次視知覚検査から，構成障害および右側の方向性注意障害がみられ，行為面では標準高次動作性検査より観念運動失行，観念失行，口腔顔面失行がうかがわれた。

---

[*1]　ARS：auditory retention span 聴覚性把持範囲。
[*2]　年齢群別の平均得点：年齢70〜79　平均得点26.9　標準偏差5.396。

## 3 目標と訓練プログラム

### 1）目 標

自発話に対する諦めや焦燥感を緩和し，近親者や病院スタッフとのコミュニケーションを向上させることを基本として，以下の目標を設定した。

〈短期目標〉
① 表出面：高頻度語の語彙の選択の安定および音形の活性化の向上
　　　　　仮名文字の音読を併用した音韻の系列化の向上
② 理解面：主に介助場面で多用する動詞のジェスチャーを併用した理解の安定

〈長期目標〉
① 表出面：名詞（高頻度語）の発話能力の向上
② 理解面：動詞（高頻度語）の聴覚的理解の向上

### 2）訓練プログラム

（1）名詞（聞く・話す・読む）へのアプローチ
① 高頻度・同カテゴリー・2～4モーラ[*1]の絵カード（6択）のポインティング
② ①で正答した絵カードに対する漢字カード（6択）のマッチング
③ ②のモーラ数をカウントし仮名カード（不要音1枚を含む）を配列
④ ③を斉唱→復唱→音読
⑤ 絵カードのみを残し斉唱→復唱→呼称（cue：語頭音）

（2）動詞（聞く・話す・読む）および失行へのアプローチ
① 動作主が同じ動作絵（2択）に対して，動作（物品あり）を視覚提示しながら，動詞部のみを音声と文字で提示しポインティング
② ①に対して音声とジェスチャー（物品なし）で提示しポインティング
③ ②のジェスチャーを一緒に行いながら斉唱→復唱（cue：物品）

## 4 経 過

### 1）名 詞

①のポインティングや②の漢字カードのマッチングは，日ごとに反応の安定がうかがわれた。③のモーラ数のカウントでは誤りが顕著であったが，語頭音を提示すると正確に数えることができるようになった。不要音の除外は3モーラまで正答するようになったが配列は困難であった。④の音読では音韻性錯語が顕著にみられ接近修正効果も乏しかったが，語頭音を提示することで正答できるようになった。繰り返し訓練に用いた語に関しては，⑤の呼称で正答に至るようになった。

---

[*1] モーラ（mora 拍）：子音＋母音・促音・撥音をひとつのまとまりとした単位。

### 2）動　詞

①の音声・文字・動作（物品あり）を併用した場合の動詞の理解は，反応の安定がうかがわれた。②の音声とジェスチャー（物品なし）の提示では，正答には至るものの反応の歪みが顕著となり，試験的にジェスチャーを除外すると理解が困難であったことから，ジェスチャーの有効性が示唆された。③の斉唱は良好となり，復唱はヒントとして口型模倣を促すと可能となる場合が増え，訓練に用いた語は語頭音ヒントを用いることで表出可能となった。

## 5　考察・まとめ

高齢者の脳血管は後方領域が障害されやすくなるため，流暢性の失語症（特にウェルニッケ失語症）が出現しやすく，また重度の失語症が多いことが知られている[1]。本症例も，高齢期で重度のウェルニッケ失語症を発症し，8か月が経過していた。回復期後半の時期にあった本症例に神経心理学的評価に基づく機能訓練を実施したところ，1か月で改善傾向が認められた。なかでも音韻の系列化を向上させるために仮名文字の音読を併用することを目標とし，モーラ数のカウントや仮名の配列をプログラムに取り入れたところ，仮名の理解，仮名単語の理解が顕著に向上した。また，訓練で使用した名詞単語の発話能力に向上がみられ，般化[*1]を視野に入れた新たな訓練プログラムの検討が望まれた（図2）。動詞の聴覚的理解そのものには顕著な変化はみられないものの，代償手段としてジェスチャーの活用が可能であることが示唆された。老年期は壮年期に比べて，改善度やプラトー[*2]到達レベルが有意に低いが，訓練開始時からプラトー到達までの期間については年齢による差は認められていない[2,3]。高齢期発症の本症例においても，回復期後半での言語機能訓練の有効性が確認された結果となった。背景として，知的機能や記憶機能などの全般的精神機能が比較的保たれていたことも，改善の一要因であったと考えられた[3]。

基本目標に設定した自発話への諦めや焦燥感が緩和され，わからない問題を笑い飛ばす余裕もみられるようになり，精神面の安定がうかがわれた。発話意欲が向上したことで，指示語を用いながら何とか伝えようとする様子がみられるようになり，文レベルの発話が増えた。しかし，訓練場面以外では，発話や笑顔がみられることはほとんどなく，受動的な生活パターンでの話す機会の喪失は変化なかった。日常の定位置となる同席者の言語コミュニケーション能力に対する配慮なども環境調整の対象として必要であった。

一方で本症例は，失語症を呈した高齢者の臨床でしばしば見受けられる「失語症と認知症の混同」という二次的な問題を抱えていた。看介護スタッフは動作の指示が理解できないことを危険行為と判断し，病棟で実施した改訂長谷川式簡易知能評価スケール（HDS-R）が低い値を示すことを根拠に重度の認知症であると評価し，高度なリスク管理を行っていた。患者本人の精神的ストレスは多大であり，訓練中に悔しさを訴え流涙

---

＊1　般化（generalization）：条件刺激と類似した刺激に対して適切な反応をする現象。
＊2　プラトー（plateau）：改善が停滞する時期に学習曲線上の変化が横ばいを示す現象。

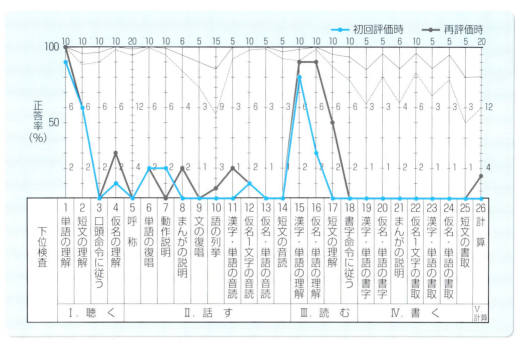

図2　SLTAプロフィールの変化

する場面もみられた．そこで，動作の指示に従えない原因やジェスチャーの有効性について病棟スタッフに説明を行った．また，見当識の確認はカレンダーのポインティングで行うという確認方法を統一し，看介護スタッフにも見当識が保たれていることを実感できる機会を設け，失語症と認知症の違いを体験を通して認識できるよう働きかけた．

　失語症患者に言語機能以外の高次脳機能評価を行う場合，言語性の検査からは信頼性のある結果は得られないことは，高次脳機能評価における基本的注意事項のひとつである．しかし，臨床においてその認識が得られていない状況が散見される．老年期発症の失語症患者が認知症として対応される場合があるという臨床上の問題を改善するために，言語聴覚士による地道な啓発が望まれる．

### 引用文献

1) 綿森淑子，福迫陽子，物井寿子，笹沼澄子：失語症の発症年齢と関連要因―非言語的認知能力を中心に．リハビリテーション医学 27(5)，1990．
2) 福迫陽子，物井寿子：失語症患者の言語訓練経過（Ⅱ）．音声言語医学 25，pp308-320，1984．
3) 福迫陽子：失語症患者における言語機能障害の予後―老年群と壮年群の比較．失語症研究 7(2)，pp.101-107，1987．

### 参考文献

▶ 日本言語聴覚士協会：平成 22 年度認定言語聴覚士（失語・高次脳機能障害領域）講習会資料集．日本言語聴覚士協会，2011．

失語症以外の高次脳機能障害合併症例

# 症例 3 失語，失行を主症状とする高次脳機能障害者に対するインスリン自己注射獲得の支援

## 1 症例基礎情報

**基本情報**
70歳代女性，皮質下性失語，注意障害，記憶障害，失行
**教育歴**：女学校卒　　　**職歴**：元教員
**家族構成と居住**：自宅で長男夫婦と同居
趣味はピアノ，書道。右利き。

### 1）現病歴

X－10年，糖尿病のため内服治療を開始した。その後，糖尿病の治療は中断しており，糖尿病網膜症など慢性的な合併症を認めていた。

X年6月に急性大動脈解離，大動脈弁狭窄症に対して施行された上行大動脈人工血管置換術，大動脈弁置換術後に脳梗塞を発症した。術後MRSAの感染があり全身状態の改善に2か月ほど要した。術後より糖尿病治療のため，1日3回，看護師によるインスリン皮下注射が開始された。

X年8月にリハビリテーション病院に転院し，本格的なリハビリテーションを開始した。

X年10月，自宅へ退院。

## 2 評価

- **神経学的所見**：右不全片麻痺を認めるが，右手使用，独歩可能。
- **画像所見**：MRIのT2強調画像で，右基底核領域に小梗塞，左側脳室前角近傍から中前頭回，さらに左側脳室三角部から角回にかけて梗塞あり。

### 1）失語症検査

標準失語症検査（SLTA）で，「聴く」は単語理解80％，短文理解40％，口頭命令には従えなかった。「話す」は呼称70％，動作説明80％，まんがの説明40％であった。単語の復唱能力は100％と保たれていた。「読む」は漢字・仮名単語の音読100％，読解90％と保たれていたが，「書く」は仮名1文字の書字，書き取り以外は低得点であった。

## 2）神経心理学的評価
- **レーブン色彩マトリックス検査（RCPM）**：19/36．
- **全般的注意障害**：日常生活動作や反応性の遅さを認めた．
- **方向性の注意障害（右半側空間無視）**：歩行時に右方の壁にぶつかる，右側にある自室やトイレの位置が認識できない，書字が用紙左端に偏位する症状を認めた．
- **失行**：鉛筆，ハサミなど道具の使用の拙劣さ，テレビのリモコン操作困難，着衣失行を認めた．

## 3　目標と訓練プログラム

### 1）目　標
　コミュニケーション能力の向上を図るとともに，在宅での生活の自立を目指して以下の目標を設定した．

〈長期目標〉自宅での日常生活自立ならびに血糖コントロール．
　①家族と短文レベルで意思や感情の交流ができる．
　②日常生活全般に対する注意力が向上し安全に生活できる．
　③インスリンの自己注射により，血糖コントロールができる．

〈短期目標〉
　①日常生活上での聴覚的理解力を高める．
　②発話能力を高め，簡単な意思伝達ができる．
　③病棟生活での ADL が自立する．

### 2）プログラム
（1）聴覚的理解力向上訓練
　①名詞カードのポインティング，把持練習
　②会話時の質問の聞き取り練習
（2）発語能力向上訓練
　①名詞呼称（喚語能力の向上・錯語の軽減）
　②動作の説明
　③自発話の質・量の向上
（3）読字・書字訓練
　①基本情報（氏名・年齢・住所・家族名等）
　②基本的な漢字の読み，模写，書き取り
（4）数概念・計算訓練（注意機能への働きかけを含む）
　①数字を正しく認識すること
　②1～2桁の加減算
（5）応用訓練としてインスリン自己注射自立のための支援
　①患者の情報確保とともに心理的支援
　②医療スタッフに患者の言語のレベル，指示の仕方の情報提供

# 4 経　過

## 1）高次脳機能障害全般の変化

本症例は左右の基底核，左側脳室周辺に梗塞巣を認め，入院時は皮質下性失語の特徴を呈したが，退院時は軽度喚語困難と書字障害はあるものの日常会話が可能なレベルまで改善した．また，失行，注意障害，記憶障害も2か月間で改善を認めた（表1）．

### a. 標準失語症検査

「聴く」は単語，短文の聞き取りが向上した．「話す」は動作説明，まんがの説明など向上した．「読む」は漢字・仮名単語，短文は良好だが書字命令の読解は困難であった．

表1　高次脳機能障害全般の変化

|  | 入院時（X年8月） | | 退院時（X年10月） | |
|---|---|---|---|---|
| 失　語 | ＋ | 錯語，喚語困難，書字障害 | ＋ | 喚語困難軽度，書字障害残存 |
| 失　行 | ＋ | 着衣障害，構成障害，道具使用障害 | ± | 道具使用の拙劣さ軽度残存 |
| 注意障害 | ＋ | 注意維持・配分の障害，右半側空間無視 | ± | 注意配分障害軽度残存 |
| 記憶障害 | ＋ | 短期記憶障害 | ± | 短期記憶障害軽度残存 |
| 情動障害 | ＋ | 抑うつ傾向あり | － | 問題なし |

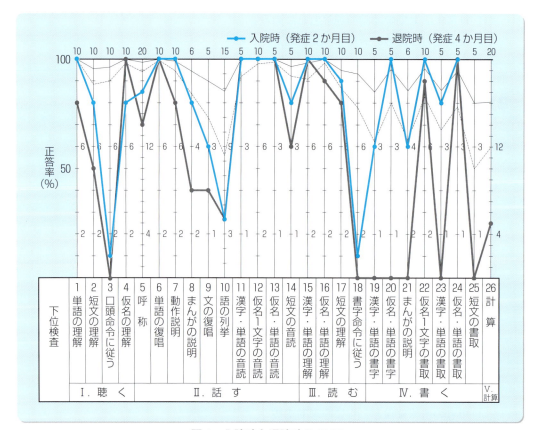

図1　入院時と退院時のSLTA

表2 Ponsford and Kinsella らによる Attentional Rating Scale

| | | 入院時 | 退院時 |
|---|---|---|---|
| 1 | 眠そうで活気（エネルギー）に欠けて見える | 3 | 0 |
| 2 | すぐに疲れる | 3 | 1 |
| 3 | 動作がのろい | 3 | 2 |
| 4 | 言葉での反応が遅い | 3 | 1 |
| 5 | 頭脳的ないしは心理的な作業（例えば計算など）が遅い | 3 | 2 |
| 6 | 言われないと何事も続けられない | 2 | 1 |
| 7 | 長時間（約15秒以上）宙をじっと見つめている | 2 | 0 |
| 8 | 1つのことに注意を集中するのが困難である | 2 | 1 |
| 9 | すぐに注意散漫となる | 1 | 0 |
| 10 | 一度に2つ以上のことに注意を向けることができない | 3 | 2 |
| 11 | 注意をうまく向けられないために，間違いをおかす | 3 | 2 |
| 12 | 何かをする際に細かいことが抜けてしまう（誤る） | 3 | 2 |
| 13 | 落ち着きがない | 0 | 0 |
| 14 | 1つのことに長く（5分以上）集中して取り組めない | 2 | 0 |
| | 合計点 | 33 | 14 |

全く認められない＝0点　時として認められる＝1点　時々認められる＝2点　ほとんどいつも認められる＝3点　絶えず認められる＝4点

（先崎章，枝久保達夫：臨床的評価スケールの信頼性と妥当性の検討．総合リハ 25, pp.567-673, 1997）

「書く」は単語面で大幅に改善した（図1）。
b．レーブン色彩マトリックス検査
　　入院時 19/36 →退院時 31/36
c．注意スケール
　　入院時 33点→退院時 14点
　全般性注意に関しては，日常生活や会話場面での反応や印象を数値化することは難しいが，先崎らの注意スケール[1]で観察評価することで注意機能の変化を把握した（表2）。

## 2）退院後の生活ならびにインスリン自己注射の状況

　日常会話では，おおよそ意思の伝達は可能となり，基本的ADLの食事・更衣，整容にも問題はなくなった。インスリン自己注射は，家族の見守りで実施し半年後には自立した。自宅近くの介護老人保健施設の通所を利用した。

# 5　考察・まとめ

## 1）高齢の高次脳機能障害者の総合的評価

　高齢者の場合，失語症に注意障害，記憶障害などの高次脳機能障害を伴う例が少なくない。評価においては，通常の検査に加え，病前の生活状況，基礎疾患の有無，病棟内

での活動性など，継時的に注意深く観察することが予後予測につながる。

　本例の場合，初期には見当識障害，失禁，意味不明の発語などがあり，家族やスタッフには認知症の症状と捉えられていた。しかしながら，言語聴覚士の立場から，継続的に評価・訓練を行うと，空間認知の障害，失語症などの巣症状はしだいに改善を認め，人格の核は保たれていることが判明した。

### 2）高次脳機能障害者の学習力

　加藤は，成人の非進行性獲得性脳損傷は認知リハビリテーションにより，ある状況やある条件においては認知・行動における機能回復が生じることが支持されている[2]と述べている。高次脳機能障害者の学習においては，習得までに非常に多くの繰り返しが必要であるが，いったん獲得されたものは確実に実施できるようになることを担当した複数の症例で経験している。高齢の本例においても，高次脳機能の問題点を把握し，一手順ずつ，模倣，実施，見守りなど段階的に反復指導することで，インスリン自己注射の獲得が可能であった。当人が反復する意欲を保ちつづけるには，できないことを否定せず，少しでもできることに目を向けさせる指導者の配慮が必要である。

### 3）言語聴覚士の役割—他職種への情報提供

　本例にチームとしてインスリン自己注射の指導を開始するまでには，リスク管理を含め医師，看護師，リハビリテーションスタッフ，家族による会議を複数回実施した。特に，見えない障害である高次脳機能障害について，言語聴覚士の継時的な他職種への情報提供が不可欠であった。

　ベンソンが，「たいていの失語症患者は，彼らが示すことができる以上に理解能力があり，彼らの表現能力が表わす以上に明確に思考できる」[3]と述べているとおり，高次脳機能障害者の多くは，内在する意思を十分に表出し，行動することができない状態にいる。このような状態にいる人々を支える専門職として言語聴覚士はその役割を果たしていく必要がある。

---

**引用文献**

1）先崎章，枝久保達夫：臨床的評価スケールの信頼性と妥当性の検討．総合リハ 25，pp.567-673，1997．
2）加藤元一郎：脳の可塑性と高次脳機能障害．臨床リハ別冊／高次脳機能障害のリハビリテーション Ver.2，pp.13-18，医歯薬出版，2004．
3）D. Frank Benson，笹沼澄子他訳：失語・失読・失書．p.206，共同医書出版，1982．

# 症例 4

**長期経過例**

## 発症から長期経過した失語例に対する日常コミュニケーション実行状況に注目した介入

## 1 症例基礎情報

> **基本情報**
> 70歳代後半男性，軽度右片麻痺，中等度ブローカ失語
> **教育歴**：大学卒　　　　**職歴**：元会社員（事務職を定年退職）
> **家族構成と居住**：自宅で妻と二人暮らし
> 右利きで，X－17年に定年退職。趣味はカラオケ，グランドゴルフ。既往歴は心房細動，高血圧。

### 1）現病歴

　X－9年頃，左中大脳動脈領域の脳梗塞を発症し，A病院にて急性期治療を受けた。右片麻痺と重度の言語障害が残存し，その後，B病院の回復期リハビリテーション病棟にて約3か月の集中的訓練を行った。退院時には基本的ADLは自立，簡単な日常会話が可能となった。デイサービスを利用していたが，X年Y月に言語リハビリテーションを希望して筆者の所属する診療機関を受診した。
- 画像所見：左MCA領域，左小脳半球に陳旧性の病変を認めた。
- 神経学的所見：軽度右片麻痺。
- 神経心理学的所見：失語症，失行，口部顔面失行，レーブン色彩マトリックス検査（RCPM）27/36。

### 2）現在の生活状況

　妻と二人暮らし。ADLは自立し，家庭内での介助は不要であった。

## 2 評価

### 1）標準失語症検査（SLTA）

　初診時のSLTA結果を図1に示す。短い会話は理解できるが，複雑な内容では聞き返しやすれ違いがみられた。表出は重度の発語失行を認め，加えて喚語困難や音の誤り（歪み，置換，倒置），音の検索行動を頻繁に認め，発話は全体的に停滞しがちであった。表出課題では音の誤りが最も多いエラーであった（「茶碗」→/tʃadan/，「そろばん」→/koroban/など）。一度に伝達できる情報量は少ないものの，相手の推測やリードがあ

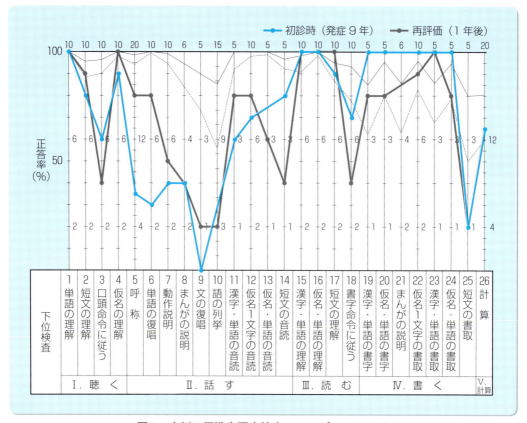

図1 本例の標準失語症検査 SLTA プロフィール

れば日常的な意思疎通は可能であった。また，漢字単語の仮名振り課題で，置換（「机」→「くすえ」）や，倒置（「スプーン」→「プスーン」）を多数認めた。しかし，音韻性のエラーを示した単語について，言語聴覚士が正反応や文字単語を提示したり，仮名書字をさせた後の音声表出ではエラーが減少した。

### 2）コミュニケーション実行状況の評価

本例の普段のコミュニケーション状況を把握するため，実用コミュニケーション能力検査[1]（CADL）の短縮版を実施した。その結果，CADL 予想得点は 104.7（126.2 満点）であり，コミュニケーションレベル 4（実用的レベル）であった。

また，CADL マニュアルに記載の家族質問紙を実施し，自ら周囲へと働きかけることは少なく，もっぱら会話の相手は妻に限られるということが情報として得られ，もっている言語機能を十分に使用する機会が少ないことが読み取れた（**表1**）。

## 3 目標と訓練プログラム

### 1）目 標

① 発話中の音韻性のエラーが減少する。

表1　家族質問紙

| | 項　目 | 初診時( /3) | 再評価( /3) | | 項　目 | 初診時( /3) | 再評価( /3) |
|---|---|---|---|---|---|---|---|
| 1 | あいさつをする | 1 | 1 | 16 | 時刻を告げる | 2 | 2 |
| 2 | 周囲と雑談する | 1 | 2 | 17 | 外出する | NA | 1 |
| 3 | 依頼・要求をする | 1 | 2 | 18 | 日常生活上必要なサインを読む | 3 | 3 |
| 4 | 質問をする | 2 | 2 | | | | |
| 5 | 簡単な質問に「はい-いいえ」で答える | 2 | 3 | 19 | エレベータの階を言う | NA | NA |
| | | | | 20 | 買い物をする | NA | NA |
| 6 | 命令に応じて行動する | 2 | 2 | 21 | 自動販売機を利用する | NA | NA |
| | | | | 22 | メニューを見て注文する | 1 | 1 |
| 7 | 繰り返しを求める | 1 | 0 | | | | |
| 7① | 繰り返しに対する反応 | 2 | 2 | 23 | 銀行などを利用する | NA | NA |
| | | | | 24 | 氏名，住所，年齢などを言う | 2 | 2 |
| 8 | 数量を理解する | 2 | 2 | | | | |
| 9 | 電話を受ける | 0 | 1 | 25 | 症状を言う | 1 | 2 |
| 10 | 電話に出る | NA | 1 | 26 | 指示を理解する | 3 | 3 |
| 11 | 伝言をする | 0 | 1 | 27 | 薬を指定量だけ飲む | 0 | 0 |
| 12 | 電話をかける | 0 | 0 | 28 | 葉書や手紙を読む | 3 | 3 |
| 13 | 電話番号を調べる | 0 | 0 | 29 | 葉書や手紙を書く | 1 | 1 |
| 14 | 時計を合わせる | NA | NA | 30 | テレビ・ラジオのプログラムを読む | 3 | 3 |
| 15 | 約束の時間を守る | 2 | 2 | | | | |

NA：NOT APPLICABLE（該当せず）の略

②言語機能の使用機会を増やす。

## 2）プログラム
### （1）機能面への介入

音韻操作能力の確実性を向上することを目指した内容とした。「漢字単語への仮名ふり課題」や，仮名文字を並べ換えて目標単語を完成させる「仮名単語完成課題」を自宅用訓練教材として手渡し，言語聴覚訓練時にそれらの語の音読課題，呼称課題を実施した。

### （2）コミュニケーション実行状況への介入

評価結果を踏まえ，言語療法は隔週1時間の頻度で実施した。訓練は曜日と時間を固定し，言語機能を使用する機会を日常スケジュールのなかに定めるように配慮した。また，妻には毎回の言語訓練に同席してもらい，本人のコミュニケーション機会の提供を促すための具体的助言（電話の取り次ぎ，メニューの注文）や，漢字書字を用いた代償法を促すよう指導を行った。

## 4 経過

### 1）標準失語症検査

　1年後のSLTA再評価では，理解面は初診時と比べて特に大きな変化はみられなかったが，呼称課題では，初診時に顕著であった音韻性エラーが減少し成績向上を認めた（初回時7/20→再評価16/20）。

### 2）コミュニケーション実行状況

　同時期の短縮版CADLでは予想得点108.6（コミュニケーションレベル5：自立レベル）に至った。家族質問紙でも，初診時と比べると言語使用状況の変化が確認された（表1）。周囲と雑談をする場面や，電話の取り次ぎなどを行うことも増え，コミュニケーション活動範囲が拡大した。

## 5 考察・まとめ

### 1）言語機能面の介入

　本例は中等度ブローカ失語を呈した70歳代後半男性である。われわれの初診時には発症からすでに9年が経過しており，著しい言語機能面の改善は期待できないことが予測された。しかし，発話のうちで最も頻繁に生じる音韻性のエラーは，言い直しや仮名課題などを前刺激で行うことで軽減することが確認された。そこで，言語機能面での介入は音韻操作能力の安定化を目指した訓練を実施し，その結果，音韻性のエラーは減少し，初診から1年後でも検査成績は向上した。この呼称成績の改善は，本例における言語機能面のベースアップというよりは，日常的に音韻に焦点を当てた負荷を与えることによって，獲得していた本来の言語能力が改めて明示されたと考えるほうが妥当であろうと思われる。

　失語を発症した後，訓練によって再獲得された言語機能は脆弱で，老年者にその傾向が強いという報告がある[2]。本例においても，いったん獲得した言語機能を高い水準で維持するためには，定期的に言語リハビリテーションサービスを通じて脆弱性の高い側面（本例の場合は音韻操作機能面）についてアプローチを実施する必要性があったものと考える[*1]。

### 2）コミュニケーション実行状況への介入

　本例には，通常の機能レベルの介入だけではなく，普段のコミュニケーション実行状

---

[*1] 言語不使用や認知的活動を行う機会が少ない生活をしている人に，言語やコミュニケーション能力の低下が生じるかという点は意見が分かれる。筆者は，友人関係や社交機会が多い症例のほうが一定のコミュニケーション能力をうまく利用して機能的にも長期維持しているケースが多い印象をもつ。障害された言語機能でも，強制的に使用することによって機能改善が図れるというCI療法では治療効果の成果が蓄積されつつある[3]。

況で，言語使用機会を増やすための家族指導も並行して行った。1年後の再評価時には短縮版CADLや家族質問紙にみられるように，コミュニケーション実行状況に好ましい変化を認めた。CADLでは，その患者のコミュニケーション能力に応じて，患者にできるコミュニケーション活動（例：身の回りの物の買い物，電話の取り次ぎなど）は患者に任せるなどして生活圏を拡大させる支援が推奨されている[1]。長期経過した高齢失語例は，すでに家庭や地域でコミュニケーション環境が固定化している可能性が高い。コミュニケーションの実行状況について，それが本人の能力が十分に発揮できているかを定期的に評価・モニターしていくことが求められる。

　Kagan[4]は失語症者の障害を包括的にとらえるための新たな障害モデルとして，Living with Aphasia：Framework for Outcome Measurement；A-FROMを提唱している。これによると失語症者は，コミュニケーションの相手や環境，個人因子など多くの要因が相互に作用し合う状態のなかで生活しており，失語症者のコミュニケーション能力や環境面を含めてそれらの関係を総合的にとらえることの重要性が強調されている。中村ら[5]は，失語症者を中心に据えたうえで，言語機能でなくコミュニケーションそのものを評価する必要性や，コミュニケーション環境も含めた研究が深まることが今後も期待されるとしている。対象者のコミュニケーション能力が適切に使用できる環境を整備し，獲得した言語機能を長期維持できるような総合的支援が必要であろう。発症から長期化した失語症者が，地域で快適に生活するための実践的なアイデアが臨床現場から発信されることが期待される。

### 引用文献

1 ）綿森淑子，竹内愛子，福迫陽子ほか：実用コミュニケーション能力検査―CADL検査，医歯薬出版，1990.
2 ）中川良尚，佐野洋子，北條具仁ほか：失語症の超長期的経過―失語症の機能低下について．高次脳機能研究 31(4)，pp.373-383，2011.
3 ）Pulvermüller F, Neininger B, Elbert T, et al：Constraint-induced therapy of chronic aphasia after stroke. Stroke 32, pp.1621-1626, 2001.
4 ）Kagan A, Simmons-Mackie N, Rowland A, et al：Counting what counts；a framework for capturing real-life outcomes of aphasia intervention. Aphasiology 22, pp.258-280, 2008.
5 ）中村光：失語症者の日常生活におけるコミュニケーション障害．神経心理学 21(2)，pp.75-83，2005.

# 第5章 構音障害

# 障害の概説・評価と支援のポイント

## 1　障害の概説

　構音とは声道を形成する可動性の器官（舌，下顎，口唇，軟口蓋など）を動かして声道形態を変化させ，適切な音素を生成することをさし，調音ともいう[1]。そして構音障害とは，話し手が所属している言語社会の音韻体系のなかで，話し手の年齢からみて正常とされている語音とは異なった語音を産生し，習慣化している場合をさす[2]。

### 1）構音障害の種類

　構音障害の種類は，①主に構音器官の形態や機能に明らかな異常がなく，原因が特定できない言語習得途上の誤った構音習慣の習得が原因とされる機能性構音障害，②口蓋裂や口腔・中咽頭癌などの発声発語器官の器質的な構造異常によって生じる器質性構音障害，③中枢から末梢神経系・筋系に至る経路の損傷で発声発語器官に運動障害が生じる運動障害性構音障害に大きく分けられる。このうち，運動障害性構音障害はディサースリアとも呼ばれ，用語は統一されていないが，本章では言語聴覚士国家試験出題基準に則り，運動障害性構音障害という用語を用いる。高齢者に多く出現しやすい構音障害には，脳血管障害や神経変性疾患などで生じる運動障害性構音障害と，口腔・中咽頭癌などの悪性腫瘍の外科手術後に生じる器質性構音障害があげられる。

#### （1）運動障害性構音障害

　運動障害性構音障害の原因疾患としては，脳血管障害やパーキンソン病関連疾患，脊髄小脳変性症，多発性硬化症などがあげられ，その出現頻度は，成人のコミュニケーション障害のなかで最も高く42.5％を占めるとされている[3]。その発話症状は，それぞれ発声発語器官の障害特徴に対応し，発話の短いとぎれ，声量の低下，嗄声，声の高さの異常，声のふるえ，開鼻声，構音の歪みなどが生じて不明瞭となり，プロソディー（韻律）障害とあいまって発話明瞭度と発話の自然度が低下する。

#### （2）器質性構音障害

　器質性構音障害の原因疾患は口腔癌の頻度が高く，男女比は約2：1と男性に多く，好発年齢は50〜60歳代で，近年，高齢者の口腔癌の増加が指摘されている[4]。このうち舌癌の頻度は，口腔癌の原発部位別頻度において59.9％を占めるとされ[5]，口腔癌の主たる切除範囲も舌の割合が56.6％と最も高くなっている[6]。これら口腔・中咽頭癌に対する外科手術後の後遺症として口腔，舌，咽頭などの発声発語器官の器質的な構造異常に起因する構音障害が出現し，発話明瞭度が低下する。

## 2　評価のポイント

### 1）運動障害性構音障害

　　運動障害性構音障害は発声発語器官検査で運動範囲，筋力，交互反復運動時の速度などを測定し機能障害の有無と程度を評価する。さらに，発話の検査で発話明瞭度，発話の自然度，発話特徴，発話速度などから活動制限を評価し，一般的情報の収集から参加制約までの評価を包括的に行う。機材を用いた評価としては発話の音響分析や発声機能検査，舌圧計を用いた舌圧の計測などを行う。

### 2）器質性構音障害

　　器質性構音障害の評価は，主に口腔と中咽頭を中心とした術後の発声発語器官の形態と機能について，口腔容積と舌のボリューム，口唇・舌・軟口蓋の可動性，構音動作などから機能障害の評価を行う。併せて会話機能評価基準[7]，単語明瞭度検査[8]，100音節明瞭度検査[9]，発話明瞭度検査を用いて活動制限を評価する。加えて，外科手術前から術後を見据え，社会復帰にあたり問題点となる参加制約の評価を，一般的情報の収集を通じて行う。機材を用いた評価としては，舌と口蓋の接触状態を静的に観察するスタティックパラトグラフィ，動的に観察するダイナミックパラトグラフィや，構音器官の運動観察のための口腔・咽頭造影検査，超音波による動的な舌の形態変化，舌圧計を用いた舌圧の計測などを行う。

## 3　支援のポイント

　いずれの構音障害においても言語聴覚士は医師と綿密に連携して訓練を進めることが重要である。

### 1）運動障害性構音障害

　　運動障害性構音障害の支援では，まず発声発語器官の障害特徴に対応した各発声発語器官の運動範囲の拡大，筋力の向上，運動速度の改善といった機能障害に対する支援を行う。次に対照的生成ドリルを用いた構音訓練や，発話速度の調節法を用いた発話の実用性の改善，代替的なコミュニケーション手段の確保といった活動制限に対する支援を行い，最終的には社会復帰に向けて患者を取り巻く家族や周囲の人々に対する環境調整を含めた参加制約に対する支援を行う。

### 2）器質性構音障害

　　器質性構音障害の支援は，外科手術後の機能障害に対しコミュニケーション手段を確保し，コミュニケーション上の悪習慣を軽減，あるいは除去すること，構音器官の可動性を改善することに重点をおいて構音訓練を行う。熊倉[9]によると外科手術後，一度低下した明瞭度は，6か月までに回復しその後はプラトーになるとされている。必要に応

じて舌接触補助床（PAP）（図1）といった口唇や舌などの欠損した器官に対する補綴装置を用いて機能を代償する支援（歯科補綴的アプローチ），活動制限に対して代償性構音，発話速度の調節など新たなコミュニケーション手段を獲得させる支援や，社会復帰に向けた参加制約に対する支援も行っていく。加えて，構音障害のみならず同時に障害されやすい摂食嚥下機能障害に対する支援も忘れてはな

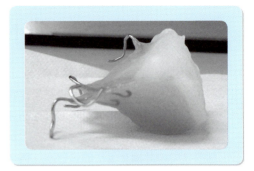

図1　舌接触補助床

らない点である。そして可能なら，外科手術前から介入を始め，患者と家族に対し，術後の予後を見据えた包括的な支援を行うことが望ましい。

### 引用文献

1）日本耳鼻咽喉科学会編：耳鼻咽喉科学用語解説集，p.151，金芳堂，2010.
2）岡崎恵子：機能・器質性構音障害．言語聴覚士講習会テキスト（医療研修推進財団監修）．pp.187-201，医歯薬出版，1998.
3）西尾正輝：ディサースリアの基礎理解．ディサースリア臨床標準テキスト，pp.9-24，医歯薬出版，2007.
4）赤澤登：口腔がんの特性と治療．口腔・中咽頭がんのリハビリテーション　構音障害，摂食・嚥下障害（溝尻源太郎・熊倉勇美編），pp.12-23，医歯薬出版，2000.
5）高田和彰：外科療法―原発巣に対する手術．口腔外科学（宮崎正編），pp.187-201，医歯薬出版，1988.
6）熊倉勇美，今井智子，山下夕香里ほか：口腔腫瘍術後の構音，摂食・嚥下障害の評価ならびに訓練に関する実態調査．音声言語医学 39，p.128，1998.
7）日本頭頸部腫瘍学会編：附 治療後機能の判定基準（案）．臨床・病理頭頸部癌取扱い規約，p.101，金原出版，1991.
8）伊藤元信：成人構音障害者用単語明瞭度検査の作成．音声言語医学 33，pp.227-236，1992.
9）熊倉勇美：舌切除後の構音機能に関する研究―舌癌60症例の研究．音声言語医学 26，pp.224-235，1985.

脳血管障害後の構音障害

## 症例 1　クモ膜下出血後に中等度認知機能低下と右顔面神経麻痺を呈した症例への構音訓練

## 1　症例基礎情報

**基本情報**

80歳代後半女性
クモ膜下出血に伴う脳幹部血管障害による弛緩性ディサースリア
教育歴：女学校卒　　　職歴：特になし
家族構成と居住：独身，親戚は同県内在住
右利き。主訴は右の眼と口が気になる。

### 1）現病歴

X日，下肢脱力，構音障害を認め，X+1日，A院搬送。搬送時，右顔面神経麻痺，右眼の外転障害あり。頭部CTで右橋前面を中心にクモ膜下出血を認め入院。同日脳動脈瘤クリッピング術施行。術後は右前頭葉に一部梗塞巣を認めた。その後は保存的加療にてしだいに意識状態が改善し，X+35日当院回復期リハビリテーション病棟入院となった。

### 2）入院時の生活状況

ADLは，食事監視，整容最小介助，移乗最大介助，清拭・更衣・トイレ・排泄・移動は全介助であった。日中は，ホール内を車いすで過ごすことが多い。自ら積極的に話しかけることは少ないが，話しかければ応答可能。発話の長さはおおむね単語〜2文節程度と短い。スタッフであれば時折聴き返す程度で意思疎通可能であった。

## 2　評価

### 1）神経学的所見

意識清明で上下肢の麻痺は認められなかった。右顔面は額のしわの消失，兎眼，口角・頬部の下垂，鼻唇溝の消失，軽い感覚障害が認められた。

### 2）放射線学的所見（図1）

動脈瘤クリップによるアーチファクトを認めた。右橋前面を中心とする出血巣，右前頭葉から側頭葉にかけての虚血性変化が認められた。

### 3）神経心理学的所見

知的機能は，MMSE（Mini Mental State Examination）にて 12/30 点と中等度の認知機能低下が認められた。レーブン色彩マトリックステスト（RCPM）では 12/36 と低下が認められた。

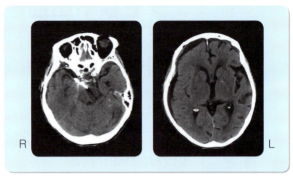

図1　クリッピング術後 CT 画像

### 4）音声言語病理学的所見

標準ディサースリア検査（AMSD）における発声発語器官検査では，呼吸数は 24 回/分，最長発声持続時間は 3 秒，/a/ の交互反復は 6 回/3 秒など呼吸機能，発声機能ともに不良であった。鼻咽腔閉鎖機能は軽度の軟口蓋挙上不全が認められた。口腔構音機能では，舌は前舌や奥舌の挙上が低下，交互反復運動で速度低下が認められた。口唇は，右側は，末梢性右顔面神経麻痺による重度制限，左側は，廃用性萎縮による制限と判断した。

発話検査において，発話速度は 2.3 モーラ/秒と速度低下が認められた。会話明瞭度は 2（時々わからない語がある程度），単音節明瞭度は 42.9％，単語明瞭度は 70.8％と低下していた。発話特徴は，声量の低下と発話速度の異常（遅すぎる），構音の歪みを認めた。なお，明瞭度の評定は，本例の担当でない ST 3 名が発話サンプルを聴取し，得られた評定を採用した。

40 点柳原法[*1]では，7 点と多くの項目で高度麻痺が認められた。最大発声（/a/）時の音圧は，口元から 1 m 離れた状況下において，62.3 dBA（3 回測定平均値）であった。

## 3　目標と訓練プログラム

### 1）目　標

〈長期目標（3 か月）〉
　① スタッフや他の患者と単語〜短文レベルで意思や感情の交流が円滑にできる

〈短期目標（1 か月）〉
　① 右顔面神経麻痺軽減
　② 舌の運動機能改善
　③ 単音節〜単語明瞭度改善
　④ 見当識，注意機能改善

---

[*1] 40 点柳原法：顔面神経麻痺の臨床経過と予後予測に役立つ簡便な検査。38 点以上は正常，8 点以下を完全麻痺と判断する。

## 2）プログラム

①ブローイング訓練，②発声訓練，③右顔面の運動訓練，④舌の運動訓練，⑤単音節の構音訓練，⑥見当識確認，⑦注意機能訓練，⑧歌唱課題を毎日60分，3か月間実施した。入院1か月半後に再評価，3か月後に最終評価を実施した。

右顔面の運動訓練は，顔面神経麻痺に対し，促通反復療法[*1]を行った[1]。具体的には，口唇の引きと突出動作を運動意図が生じるように，鏡を正面に置き，運動開始前に麻痺（右）側の口唇周囲を軽擦し，介助を加えて1回あたり5秒程度口唇を引くまたは突出させた。しかしながら，促通反復療法による効果が本例にはほとんど得られなかったため，再評価後よりCIセラピー[*2]の原則を取り入れたガム噛み訓練[*3]（chewing gum exercise）[2]を行った。本例には，噛んだ後に形がなくなることで達成感が味わえ，かつ嚥下機能低下にも対応しうるガーゼにグミを包んだものを使用した。

単音節の構音訓練は，本例の右顔面（口唇）への訴えの強さをもとに「両唇音」，また視覚的に最もフィードバックが容易な「破裂音」を最初のターゲット音とした。具体的には，/Npa/のように口唇閉鎖が十分得られるよう促し，かつ麻痺側の運動にこだわらず健側の代償による産生も可とした。

# 4　経過

AMSDにおける発声発語器官検査（図2）では，呼吸・発声機能に関する項目は初期評価に比しすべて改善を示したものの，依然として障害は残存した。鼻咽腔閉鎖機能に変化はみられなかった。口腔構音機能では，麻痺側口唇でわずかに運動がみられたことや健側口唇の運動範囲改善，舌の運動範囲・筋力改善が特筆された。

発話速度は2.3モーラ/秒，会話明瞭度は2と初期評価と最終評価で変化はなかった。単音節明瞭度は，初期評価，再評価，最終評価が各々42.9％，61.1％，64.4％（図3），両唇音，その他の音ともに改善がみられた。単語明瞭度は70.8％，78.3％，87.5％と改善が認められ，特に2モーラ語の改善が顕著であった（図4）。

40点柳原法では，初期評価7点，再評価9点，最終評価10点と改善が認められ，右口角のわずかな緊張がみられる程度になった。日によっては右口角の自動運動がわずかに観察されることもあったが，それは日々の構音や嚥下動作に汎化するものではなかった。最大発声（/a/）時の音圧は，初期評価62.3 dBA，再評価72.1 dBA，最終評価78.4 dBAと改善が認められた。

会話明瞭度評価は，自由会話以外に短文や長文なども含めて評価されるため変化はなかったが，日常会話では発話の長さが短いことから，スタッフとの会話では聴き返す必要がなくなったこと，近くにいつも座っている他の患者と話す場面がみられるようにな

---

[*1] 促通反復療法：伸張反射，皮膚筋反射などを利用して患者の意図した運動を実現し，その運動を反復し運動機能の促通を図る脳の可塑性に着目した訓練技法。
[*2] CIセラピー：健側の使用を制限して患者に集中的な運動を行わせることで改善を図ろうとするもの。
[*3] ガム噛み訓練：健側の運動制限をしない代わりに患側にてガムを噛み三叉神経支配の咀嚼運動を利用し，口角の突出や引きを意識することで患側の口輪筋を強制使用するもの。

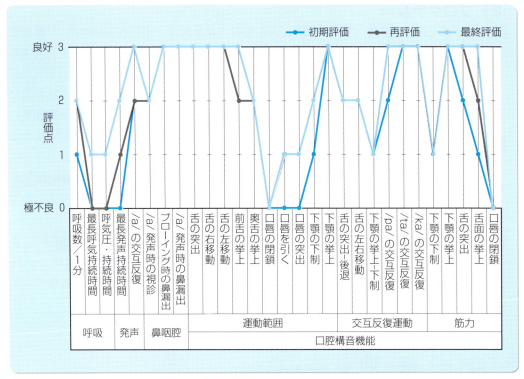

図2　AMSD発声発語器官検査の推移

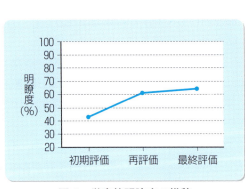

図3　単音節明瞭度の推移

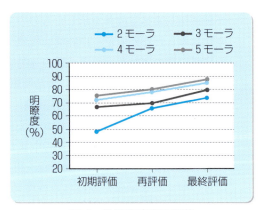

図4　単語明瞭度の推移

るなど，コミュニケーションの円滑化とコミュニケーション相手の拡大がみられた。

## 5　考察・まとめ

### 1）顔面神経麻痺の治療について

　促通反復療法，CIセラピーの原則を取り入れたガム噛み試験は，日によって右口角の自動運動がみられるようになるなど効果はあったものの，構音や嚥下動作に汎化する

ものではなかった。西尾[3]は，CIセラピーの進め方について，「麻痺側の運動性が乏しいこと，麻痺側の訓練を行う必要があることを理解させ，訓練意欲を形成すること」の必要性について言及している。本例は，麻痺側の運動性が乏しいこと，麻痺側の訓練を行う必要があることは理解可能だったが，認知機能低下等の側面から訓練意欲は日によって変動することが少なくなかった。右顔面に関する訴えの強さと本人の希望をもとにこうした訓練を3か月間実施したが，中等度以上の認知機能低下を伴う場合には効果は限定的と考えられた。

## 2）目標とする発話の長さの設定と治療の焦点について

本例の単音節明瞭度は42.9％，単語明瞭度は70.8％，特に2モーラ語は48.6％と著しく低下していた。一方，日常会話の発話の長さに着目するとおおむね単語～2文節文程度であり，中等度認知機能低下や年齢を考慮すると，発話の長さは今後，維持・減退していくことが予測された。そこで，治療標的を単音節に限定した結果，単音節明瞭度，単語明瞭度の顕著な改善に基づき，コミュニケーションの円滑化とコミュニケーション相手の拡大が認められた。中等度認知機能低下を伴い，かつ超高齢である場合においても，①詳細な評価と，②発話の長さの観察，認知機能，年齢を考慮した目標設定，③集中的な訓練により，日常生活の変化をもたらすことが可能であった。

また，麻痺側口唇は実用的な改善は得られなかったが，健側口唇は運動範囲の制限が改善した。両唇音にも改善がみられたことから，声量増大による聴きやすさに加えて，健側口唇の代償性がその一因と思われた。認知症支援の基本は，残存機能を発見し，それを活用して問題点の軽減を図ることである[4]。本例における残存機能は，廃用性萎縮と判断され症状が比較的軽微な「健側口唇の運動」であったと考えられる。本症例の経過より中等度の認知機能低下があり，かつ超高齢であっても，症状が比較的軽微な部位に焦点を当てたアプローチが有効であることが示された。

### 引用文献

1）福永真哉，溝田勝彦，藤田学ほか：一側性上位運動ニューロンディサースリア症例の機能障害と活動制限に対する言語訓練の検討．西九州リハビリテーション研究 4，pp.29-33，2011．

2）矢島寛次郎：CGex（CIセラピー応用）実施後の末梢性顔面神経麻痺の改善効果について．PT-OT-ST Channel Online Journal 2, p.A5, 2013．

3）西尾正輝：ディサースリアの基礎と臨床，第3巻臨床実用編，p.109，インテルナ出版，2008．

4）三村将，飯干紀代子編：認知症のコミュニケーション障害その評価と支援，p.88，医歯薬出版，2013．

> パーキンソン病による構音障害

# 症例 2　発症より長期経過した症例に対する意思伝達手段の確保を目指したアプローチ

## 1　症例基礎情報

> **基本情報**
> 80歳代男性，パーキンソン病
> 教育歴：高等学校卒　　職歴：大工
> 家族構成と居住：妻，長男家族と同居
> 趣味はカラオケ，俳句。高血圧症の既往歴があり，主訴は声が出ない。

### 1）現病歴

X−11年にパーキンソン病と診断されA病院外来にて治療を開始した。自宅にて訪問看護，デイサービスを利用していたが，X年，体動困難，発話困難が顕在化したため，内服調整，リハビリテーション目的で当院の療養病棟へ入院となる。言語聴覚士（ST）による介入は入院と同日に開始した。神経学的所見では，四肢・体幹・頸部の硬直，動作緩慢，仮面様顔貌を認めた。

## 2　評価

### 1）全体像

意識レベルはJapan Coma Scale（JCS）Ⅰで，院内におけるADLは，食事以外のすべてに介助を要する状況であった。自発話は顕著な声量の低下により，遮音下の言語訓練室においても聞き手の傾聴を要する状態であった。家族とのコミュニケーション状況については，特に問題はないとのことであった。

パーキンソン病の症状である仮面様顔貌は顕著ではなく，wearing-off[*1]，ジスキネジア[*2]などの運動合併症も認めなかった。パーキンソン病の進行の程度は，Hoehn & Yahrの重症度分類にて5度，生活機能障害度（表1）は3度であった。

---

[*1] wearing-off：L-dopa製剤の長期服用にて生じる。薬剤の効果により症状がコントロールされている状態をon，そうでない状態をoffという。症状の悪化と寛解を1日のなかで繰り返す現象のことをwearing-offと呼ぶ。
[*2] ジスキネジア：wearing-offのみられる患者に多くみられる。自分の意思とは無関係にからだの一部が動いてしまうこと。

表1 パーキンソン病のHoehn & Yahr重症度，生活機能障害度

〈Hoehn & Yahr重症度〉
0度　パーキンソニズムなし
1度　一側性パーキンソニズム
2度　両側性パーキンソニズム
3度　軽～中等度パーキンソニズム，姿勢反射障害あり，日常生活に介助不要
4度　高度障害を示すが，歩行は介助なしにどうにか可能
5度　介助なしにはベッドまたは車いす生活

〈生活機能障害度〉
1度　日常生活，通院にほとんど介助を要しない
2度　日常生活，通院に部分的介助を要する
3度　日常生活に全面的介助を要し，独立では歩行起立不能

（厚生労働省：難病情報センターホームページより）

## 2) 神経心理学的検査

改訂長谷川式簡易知能評価スケール（HDS-R）では26/30点。減点項目は，日付の見当識，数字の逆唱，物品の記銘であったが，日常生活に特に支障を及ぼす状態ではなかった。簡易スクリーニング検査では，喚語困難，錯語などの失語症状はみられなかった。

## 3) 発声発語器官および構音の検査

最長発声持続時間（MPT）は2.08秒で，声質は無力性ならびに気息性嗄声であった。最長呼気持続時間は3.05秒，ブローイングは3.25秒であった。交互反復運動では舌の突出後退，左右運動ともに運動範囲の狭小化がみられた。oral-diadochokinesisでは，/pa/，/ta/，/ka/の単音節の構音は可能であったが，それぞれ1回程度表出したあたりから，聴覚的に区別できる音節を繰り返して産生することが困難であった。発話明瞭度は4（時々わかる語がある程度），自然度は5（明らかに不自然である）とした。

# 3　目標と訓練プログラム

## 1) 目　標

〈長期目標〉3か月程度
① コミュニケーションノートを併用し周囲へ意思を伝達することができる。
② 自分自身で発話速度を調節し聞き手に伝わる発話方法を獲得する。

〈短期目標〉1か月程度
① 自己の声量と発話速度について調節することの必要性を感じることができる。
② コミュニケーションノートを併用してSTに話題を提供することができる。

## 2) 訓練プログラム

### (1) 体幹，頸部の可動域拡大訓練

仰臥位にて症例の呼吸運動に合わせた胸郭の可動域拡大を，端座位にて体幹と頸部の

回旋運動を行った。

### （2）ブローイング訓練

深い吸気を行った後に，机上のローソクの火を一息で消すこと，火を長く揺らし続けることを求めた。ローソクは口元から30 cmに位置した。両課題とも5回程度実施した。

### （3）発声訓練

深い吸気に続いてできるだけ大きな声で /a:/ を発声するように促した。その際，騒音計（Sound Level Meter NL-32：RION社）にて音圧を測定し，症例にも自身の発話をフィードバックできるようにした。騒音計のマイクは口元から50 cmに位置した。症例の体調に合わせながら10回程度実施した。

### （4）発話速度の調節訓練

症例の趣味である俳句を使用して，5語，7語，5語で強制的に休止を入れて音読するようにした。休止の際には深い吸気を促した。家族に依頼し症例が作成したもの，あるいは好きなものから2編を使用した。発話への認識を促すために，音読中の症例の発話を録音し，フィードバックを行った。

### （5）コミュニケーションノートの作成と使用訓練

院内生活で使用頻度の高い項目（天気，家族や担当スタッフの氏名，身体の名称，感情，場所，行為など）について，症例や家族と話し合いながら抽出し，必要に応じて線画を書き足した。症例には作成した用語集や線画を用いて，これからの活動予定や，昨日の出来事について表出するように求めた。

## 4 経 過

初期評価より症例の発話明瞭度低下の要因として，呼吸機能，発声機能の低下が影響していることが考えられた。

言語訓練は週に3回，40分間実施した。訓練後1か月の時点において，最長呼気持続時間が5秒程度に延長し，また，口元から30 cmに位置したローソクの火を一息で消すことが可能となった。最長発声持続時間は5秒程度と延長，また，その際の騒音計の計測値も訓練初期と比べ15 dBSPL程度増強し，70 dBSPL前後の声量を保つことが可能となった。しかし，5秒以上の発声になると有声音を持続発声することは困難な状態であり，俳句の音読においても，はっきりと大きな声で発話するようSTが注意を促さない限り，明瞭に表出し続けることは困難であった。発話明瞭度ならびに自然度は明らかな改善はみられなかった。

症例は声量低下と他者に聞き取りにくさを感じさせていることへの認識が低く，言語訓練を終え病室に戻った際には，元の小さな声になることがほとんどであった。大きな声で区切って話すという発話方法を言語訓練室以外の環境へ般化することは困難な状態であった。

コミュニケーションノートの作成において，用語の選択や描画を家族に任せることが多く，またノートの使用についても，関係するスタッフの促しがない限り，自主的に使用する姿はほとんどみられなかった。

## 5　考察・まとめ

　パーキンソン病の有病率は現在人口10万人につき120〜150人と多く，抗パーキンソン病薬[*1]や手術により生命予後が向上している。その一方で，進行とともに運動症状だけでなく非運動症状を呈することが知られている。

　病気の進行によって，安静時振戦，筋固縮，無動，姿勢反射障害の運動障害が生じる。これらの4つの徴候は，中脳黒質ドパミン神経細胞が変性脱落し，ドパミン[*2]が減少し大脳基底核神経回路の機能異常によって出現する。また，大脳基底核の黒質-線状体路は運動学習に重要な働きを有し，近年では，病初期より運動学習障害が認められることがわかってきている。さらに，前頭葉-線条体路に障害がみられる場合，遂行機能，作動記憶，視空間認知機能などの認知機能障害が認められる[1]との報告がある。

　本症例の認知機能については，改訂長谷川式簡易知能評価スケール（HDS-R）により短期記憶や作動記憶の低下を認めた。カンファレンスでは，何度も指摘・指導をするが覚えることができないといった報告があり，言語訓練においても，訓練を終えると途端に元の小さな声に戻るなど，大きな声で区切って話すという方法を獲得することが困難であった。症例自身も，家族とのコミュニケーションに問題はないと答えるなど，自身の発話について正しく認識していないことが推察された。

　パーキンソン病患者が声量を正しく認識できない要因として，自分の放出したエネルギーに対する感覚低下の関与や，罹患してからの期間が長く，声量が低下した状態で発話していると，それが患者本人にとって普通の声を出すときに必要なエネルギーと感じるようになる[2,3]などの報告もある。また，Foxら[4]は，パーキンソン病患者は，発声に対する校正[*3]能力が低下しており，自己の声の大きさを正しく認識していない場合があるとしている。発声に対する校正能力の低下は本症例においても認められ，般化につながらなかった最大の要因と考えた。リハビリテーションを効果的に実施する上で，患者の発話に対する認識力を把握することは大切である。初期評価の際には，患者に対して，他者との会話の頻度，他者から聞き返される頻度を質問し，自己の発話に対する認識と校正能力を有しているかどうか把握することが重要と考える

　患者の発話に対する校正能力の低下は，前述した運動学習障害や病気の進行による認知機能障害ばかりでなく，入院する以前のコミュニケーション環境によっても生じうると考える。本症例のコミュニケーションの相手は家族に限定されており，電話で家族以外の人と話したり，近隣の人たちと懇談したりすることがほとんどない状況であったこと，家族の問いかけに対して症例が頷くことでコミュニケーションが成り立っていたこ

---

[*1] 抗パーキンソン病薬：L-dopa製剤とドパミンアゴニストがある。L-dopaを第一選択薬としたほうがよいのは，高齢者で認知症があり，障害が重度の患者，または，若年発症で仕事を継続するために十分な運動能力を保ちたい患者とされている。一方，年齢が70歳未満，認知症のない患者であればドパミンアゴニストの選択が推奨される。

[*2] ドパミン：脳内における神経細胞の興奮伝達に重要な物質。カテコールアミン類のひとつであり，脳・交感神経・交感神経節・副腎皮質のクロマチン細胞でチロシンからレボドパ（L-dopa）を経て合成される。ノルアドレナリン，アドレナリンの前駆物質。

[*3] 校正：誤りを補正すること。

表2　パーキンソン病治療ガイドラインにおけるリハビリテーションの推奨グレード

| 推奨グレード | 内　容 |
|---|---|
| A | ・運動療法が，身体機能，健康関連QOL，筋力，バランス，歩行速度の改善に有効である<br>・外部刺激，特に聴覚刺激による歩行訓練で歩行は改善する |
| B | ・運動療法により転倒の頻度が減少する<br>・すくみ足に対してはリズミカルな感覚性キューを勧める |
| C1 | ・前傾・前屈姿勢には，まずパーキンソン病に対する基本的な薬物治療を行い，可動域訓練など理学療法を行う<br>・音楽療法も試みるとよい<br>・すくみ足に対しては補助的用具の使用を勧める<br>・嚥下障害はさまざまな障害でみられるので，嚥下評価を行い，対処方法を検討する必要がある。嚥下訓練により改善する<br>・構音障害に対して，短期的には言語療法が有効である<br>・教育と健康増進プログラムは運動する頻度を増加させ，運動症状改善に有効である |

A：強い科学的根拠があり，行うよう強く勧められる。B：科学的根拠があり，行うよう勧められる。
C1：科学的根拠はないが，行うよう勧められる。
(「パーキンソン病治療ガイドライン」作成委員会編：パーキンソン病治療ガイドライン2011（日本神経学会監修），医学書院，2011より作成）

とから，症例が自己の発話に対して着目できる機会が少なかったことが示唆された。

　現在，さまざまな抗パーキンソン病薬が開発され，パーキンソン病患者の生命予後は改善している。しかし，神経の変性を食い止める治療薬はなく徐々に進行し，いわゆる寝たきりの状態となる。パーキンソン病治療ガイドラインでは，構音訓練と嚥下訓練の推奨グレードはC1（科学的根拠はないが，行うことが勧められるといったレベル）である（表2）。その他の訓練内容についても同様で，パーキンソン病の確立したリハビリテーションはなく，それぞれの機能障害に対して有効と考えられるものを試行し，廃用や合併症の予防を念頭にADL，QOLを長期に維持するための支援が重要と考える。

### 引用文献

1）塩月寛美：パーキンソン病について（原因／治療／病態）．MB Med Reha 135, pp.1-9, 2011.
2）Fox C, Ramig LO：Vocal sound pressure level and self-perception of speech and voice in men and women with idiopathic Parkinson disease. Am J Speech Lang Pathol 6, pp.85-94, 1997.
3）Dromey C, Kumar R, Lang AE, et al：An investigation of the effects of subthalamic nucleus stimulation on acoustic measures of voices. Mov Disord 15(6), pp.1132-1138, 2000.
4）Fox C, Morrison C, Ramig LO, et al：Current perspectives on the Lee Silverman Voice Treatment(LSVT) for individual with idiopathic Parkinson disease. Am J Speech Lang Pathol 11, pp.111-123, 2002.

悪性腫瘍摘出後の構音障害

症例 3

# 中咽頭癌術後に悪習慣を伴う構音障害と嚥下障害をきたした症例に対して，QOL向上を目指した機能回復アプローチ

## 1　症例基礎情報

**基本情報**

60歳代男性，中咽頭癌（T3N2bM0）
教育歴：大学卒　　　職歴：接客業
家族構成と居住：本人・妻の二人暮らし
喫煙は22〜55歳までで20〜40本/日，飲酒は1合程度/日。趣味は読書。
主訴は，会話が上手にできない，唾液が飲み込みにくい。

### 1）現病歴

X年より左頸部腫瘤を自覚し近医受診。左口蓋扁桃および左頸部リンパ節腫脹を認めた（図1）。精査加療目的のため当院入院。生検で左扁桃および左頸部リンパ節における低分化型扁平上皮癌と診断され，左軟口蓋から喉頭蓋先端かけての腫瘍に対して手術施行された（図2）。

### 2）外科的治療

全身麻酔下にて左舌骨上から乳様突起・鎖骨上窩にかけてT字切開，下顎骨を正中離断し，左頸部郭清が施行された。左扁桃を中心とした左舌根部，左軟口蓋にかけての

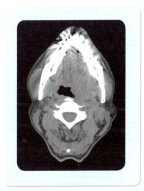

図1　頸部CT画像

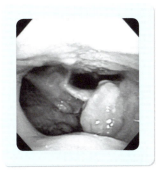

図2　内視鏡画像（術前）

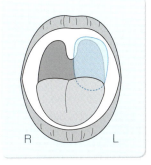

図3　中咽頭の切除範囲

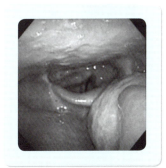

図4　内視鏡画像（術後）

原発巣を切除し，腹直筋にて再建された（図3, 4）。左軟口蓋上方の皮弁でカバーできない部分はネオベール[*1]を貼付され，気道確保目的のため気管切開術が施行された。

## 2 評 価

術後約2週間より介入を行った。全身状態は意識清明，スピーチカニューレ[*2]と胃瘻が留置されていた。頸部周囲に術後の変容，瘢痕拘縮（はんこんこうしゅく）を認めた（図5）。もともと発話意欲は高いほうだったが，術後は口頭コミュニケーションに対して消極的となっていた。会話は筆談を併用し，開口すると流涎（りゅうぜん）が著しいため，頻繁に唾液をすすったり，タオルで拭きながら話そうとする行動が目立って観察された。そのため発話がこもったり途切れたりして，発話の不自然さがより強く感じられた。

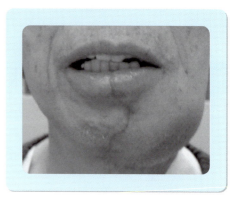

図5　術後の頸部周囲の状態

### 1）発声発語器官機能

発話明瞭度は3，100単音節による発語明瞭度[1)]は56％であった。聴覚的印象として嗄声（させい）[*3]（G2R2B2A1S0），軽～中等度の開鼻声（かいびせい）[*4]と子音の弱音化，中等度の全体的な構音の歪みを認めた。構音点では両唇音や軟口蓋音の歪みが強く，構音様式では破擦音や弾き音が破裂音に置換される傾向があった。口腔構音器官機能については，舌突出時に左偏位を認め，徒手的抵抗を加えると下顎前歯を越えなかった（図6a）。舌の左右移動は右移動可能だが，左移動は口唇中央から口角間の1/2程度であった。舌尖や奥舌の挙上は乏しく左右非対称であった（図6b）。口唇は安静時やや非対称。引き・突出は右側可能だが，左側の下口唇は不動で感覚低下を認めた（図6c）。頬の膨らましは困難であり，左側より呼気漏れが生じた。下顎の挙上は可能だが下制は制限があり，明らかな開口障害を認めた（上下顎中切歯切端間25.4 mm）。/a/発声時の軟口蓋挙上の視診では，左側は筋皮弁の存在を認め，右側はわずかな筋収縮を認める程度であった。鼻息鏡（びそくきょう）では/a/発声時の呼気鼻漏出を認めた（左0度，右3度）。ブローイング時の呼気鼻漏出は認めなかった（左0度，右0度）。歯の状態はインプラント治療されており特に問題はなかった。

---

*1　ネオベール：ポリグリコール酸を材料とした吸収性縫合補強材。創部を被い粘膜の再生を促す。約15週後にはほとんど吸収される。
*2　カニューレ：気管切開術後，直接気管内に挿入される管。側孔のついたカニューレに発声用のバルブを装着することで気管切開している患者でも発声が可能となる。
*3　嗄声：声質の異常のこと。聴覚心理評価尺度GRBASで示す。G総合，R粗糙性，B気息性，A無力性，S努力性であり，程度は0なし，1軽度，2中等度，3重度で表す。
*4　開鼻声：鼻腔共鳴が過度になった状態。

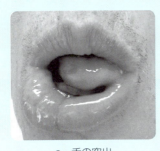 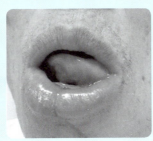 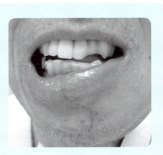

　　　a. 舌の突出　　　　　　　b. 舌尖の挙上　　　　　　　c. 口唇の引き

図6　口腔構音器官機能

### 2）摂食・嚥下機能

　反復唾液嚥下テストは0回/30秒。喉頭挙上範囲は半横指程度で弱々しく，喉頭挙上運動制限を認めた。改訂版水飲みテストは段階3，フードテストは段階3であった。液体やゼリーの口腔内注入時には左口唇より口腔外流出を認めた。嚥下は努力的で口腔内残留するため頸部を回旋したり，後方へ傾けながら重力を使って咽頭へ送り込む動作がみられた。嚥下後にはむせ，湿性嗄声，反復嚥下の異常所見を認めた。嚥下造影検査[*1]では，口腔内保持能力や輸送能力の低下，嚥下前の咽頭流入，嚥下反射の遅延，混合型誤嚥，咽頭残留，咽頭収縮力の低下などによる準備期から咽頭期の障害を認めた。喀出力は問題なく，鼻咽腔逆流は認めなかった（図7）。

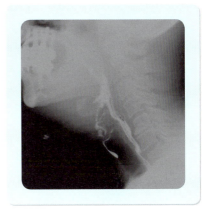

図7　術後の嚥下造影検査

## 3　目標と訓練プログラム

### 1）目　標

〈長期目標〉
　コミュニケーション活動の拡大によるQOLの向上，復職。

〈短期目標〉
　発話明瞭度の改善，嚥下機能の改善，悪習慣の軽減や除去。

### 2）プログラム

　口腔構音器官機能や嚥下機能の低下が影響し，多量な唾液が口腔内貯留や流涎するため，頻繁にすすったり，口元を拭きながら話す行動がみられた。これらは構音障害をよ

---

*1　嚥下造影検査：X線透視下で造影剤模擬食品を用いて嚥下機能を検査する方法。

り悪化させていたため，まずは不自然な行動の軽減や除去することを指導した。またスムーズな唾液嚥下を促すため嚥下機能の改善訓練を行った。カニューレの存在は嚥下に対して悪影響を及ぼすことがあるため，できるだけ早期に抜去できるよう努めた。自由会話を積極的に行うことで発話意欲を引き出し，会話を通じて口腔構音器官をよく使うように指導した。さらに口腔構音器官の運動機能や発声機能の改善を図る目的で口腔構音器官の運動範囲拡大訓練，筋力増強訓練，発話速度の調整，漸次接近法[*1]や構音点法[*2]による構音訓練，発声訓練を行った。

## 4　経過

言語聴覚士介入後より，均質で付着性が低く凝集性が高いゼリーの送り込みはスムーズになった。術後約3週間後にカニューレ抜去され，この頃より唾液が飲み込みやすくなったとの発言があった。訓練開始1か月後の再評価では，口腔内の唾液貯留や流涎は明らかに軽減し，不自然な行動はほぼ消失した。さらに発話意欲は向上し笑顔で積極的に会話するようになった。聴覚的印象として発話明瞭度は3から2へ，100単音節による発語明瞭度は56％から93％へ改善を認めた。構音の歪みや開鼻声は改善したが，嗄声の改善はまだ認めなかった。口腔構音器官については，右側の舌尖や奥舌で運動範囲の拡大と筋力増強を認めたが，左舌における運動範囲の制限はほぼ変化を認めなかった。口唇や下顎の運動範囲は著変なかった。/a/発声時の軟口蓋挙上の視診では，左側には筋萎縮した皮弁の存在があったが，右側は明らかな挙上運動の改善を認めた（図8）。

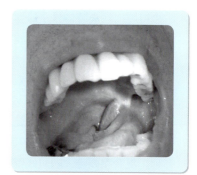

図8　軟口蓋挙上

## 5　考察・まとめ

頭頸部領域の悪性腫瘍摘出後により構音障害や発声障害が引き起こされると，口頭コミュニケーション手段が損なわれ意思伝達に制限を受けるため，多大な問題をきたす。中咽頭癌の構音障害や発声障害の特徴として，切除範囲が舌根部に及ぶと軟口蓋音［k, g］が障害されやすい[2]。軟口蓋や咽頭側壁に切除範囲が及ぶと開鼻声が顕著となり発語・発話明瞭度は低下する，唾液の貯留があるとさらに明瞭度は低下する[1]。頸部郭清術などで迷走神経の損傷があれば喉頭麻痺による気息性嗄声を生じる[3]ことなどがある。

本症例は中咽頭癌術後の構音障害や発声障害，嚥下障害のため発語・発話明瞭度の低下，発話意欲の低下，唾液の処理困難，コミュニケーションの不自然さなどの問題が生

---

[*1]　漸次接近法：構音可能な音から徐々に目標とする音に近づけていく方法。
[*2]　構音点法：視覚的フィードバックを用いて構音指導を行う方法。

じた．機能回復訓練として意思の疎通の確保，悪習慣の軽減・除去，構音訓練，代償性構音の指導，発声訓練などがある[1,3-5]．本症例はリハビリ経過とともに口腔構音機能や嚥下機能が改善し，それに従い悪習慣の軽減と発話・発語明瞭度の改善を認めた．構音機能と嚥下機能には相関があると報告があり[6,7]，唾液嚥下ができるようになったことは少なからず発語・発話明瞭度の改善に寄与したと考えられる．また自由会話を積極的に行い，ゆっくり傾聴するよう努めた．意思疎通ができたときの成功体験は自信へとつながり，発話意欲を高め，さらに口腔構音器官を積極的に使うに至ったともいえる．

　開鼻声は発話明瞭度を顕著に低下させるが，軟口蓋の切除範囲は口蓋垂を残せる1/2以下の切除であれば，皮弁で再建しても障害は軽微ですむ．口蓋垂を越える軟口蓋半切除以上の切除となった場合は，鼻咽腔閉鎖機能不全が顕著となる[8,9]．その場合は補綴的治療[*1]を行うことがある．本症例は口蓋垂を越えない1/2以下の切除であったため開鼻声は軽く，補綴的治療を行う必要性はなかったと考えられる．頭頸部は構音・発声，摂食・嚥下にきわめて重要な領域であり，両者は密接なかかわりがある．ヒトにとって欠かせない機能が存在するため，組織の欠損や機能の欠如によって障害が生じた場合にはQOLの著しい低下を招き，社会復帰を妨げる要因となる．さらに患者はさまざまな喪失を経験し，不安や焦燥感，無価値観，希死念慮などを訴えることがある．頭頸部領域における悪性腫瘍術後のリハビリテーションは構音・発声障害，摂食・嚥下障害の両方を念頭に置き，精神心理面へのサポートを行いながら，できる限り可能な最大限のQOLの向上を目指してアプローチを行っていく必要があると思われる．

### 引用文献

1）熊倉勇美：機能評価と訓練．口腔・中咽頭がんのリハビリテーション―構音障害，摂食・嚥下障害（溝尻源太郎・熊倉勇美編），pp.80-98，医歯薬出版，2000．
2）道健一編：言語聴覚士のための臨床歯科医学・口腔外科学，p.148，医歯薬出版，2000．
3）津田豪太：Head and Neck Cancer Ⅳ．頭頸部がん術後のリハビリテーション．癌と化学療法 36(7)，pp.1101-1103，2009．
4）小山祐司：口腔・中咽頭癌術後のリハビリテーション―構音障害と摂食・嚥下障害．医学のあゆみ 203(9)，pp.836-840，2002．
5）加藤智絵理：口腔・中咽頭癌術後のリハビリテーション―言語聴覚士の立場で．耳鼻 50(1)，pp.60-66，2004．
6）Pauloski BR, et al：Speech and swallowing function after anterior tongue and floor of mouth resection with distal flap reconstruction. J Speech Hear Res 36, pp.267-276, 1993.
7）永原國彦：中咽頭癌の術後機能評価．頭頸部腫瘍 19(1)，pp.94-97，1993．
8）津田豪太：手術的介入．口腔・中咽頭がんのリハビリテーション―構音障害，摂食・嚥下障害（溝尻源太郎，熊倉勇美編著），pp.131-136，医歯薬出版，2000．
9）高瀬武一郎：口腔・中咽頭癌に対する切除範囲と構音・嚥下機能に関する臨床的検討．耳鼻 51(6)，pp.391-402，2005．

---

[*1] 補綴的治療：舌機能を代償するための舌接触補助床（PAP）や軟口蓋を他動的に挙上させて鼻咽腔閉鎖機能の賦活，獲得させる軟口蓋挙上装置（PLP）がある．

# 第6章 高次脳機能障害

# 障害の概説・評価と支援のポイント

## 1　障害の概要

　高次脳機能障害とは，行政的には「記憶障害，注意障害，遂行機能障害，社会的行動障害」であり[1]，学術的には「失語，失行，失認，健忘，注意障害，判断障害」だと定義されている[2]。本章では高次脳機能障害を広義にとらえ概説する（失語症，認知症については他章参照）。高次脳機能障害の原因疾患としては脳血管障害が最も多いが，脳腫瘍，頭部外傷，脳炎，脳症，認知症を含む神経変性疾患でもみられる[3]。頭部外傷に限ると，一般に20歳代と60歳代にピークがあり，前者は交通事故，後者は転倒，転落が原因となる[4]。

## 2　評価のポイント

　高次脳機能障害は神経心理学的検査だけで，すべての症状が把握されるわけではなく，検査結果に加え情報収集や観察から総合的に評価する必要がある。例えば記憶障害の検査を実施して記憶障害があることが明らかになっても，日常生活でどのような症状が出ているかを推測できるとは限らない。また，高齢の高次脳機能障害者の場合には，加齢による全般的な認知能力の低下などにより検査の実施が困難な場合もあり，評価をする上で情報収集と観察の重要性が増す。

a．本人の人生観・希望と主訴の聞き取り

　患者の人生観や希望，主訴を尊重し，リハビリテーションのゴールやケアプランを作成することは，障害をもちながらも豊かに生きることの支援につながり，リハビリテーションに対する患者のモチベーションを高める効果も期待できる。

b．現病歴と既往歴についての情報収集のポイント

　原因疾患が急性のものであれば病期に適した対応をする。一方，進行性の疾患の場合には，長期的な視点に立ち，障害や症状の進行を見据えた対応が重要である。

　高齢者では脳血管障害を繰り返している場合がある。いつ，どのような症状が出現したか聴取し，現在みられる症状が今回の脳血管障害によるものなのかを把握すると，ゴールの設定や予後予測が立てやすくなる。

c．問診票・行動評価表を活用し，症状を把握する

　有益な生活支援をするためには，多様で個別性の高い高次脳機能障害の症状を見落とさないことが重要になる。多様な症状がチェックできる問診票としては廣實の報告[3]がある。また行動評価表を用いて全体像を把握することも有益で，納谷らの報告[5]があ

る。障害に対する気づきの障害を検出するためには，患者と家族に同一の問診票や行動評価表を実施する。

d. 合併症の有無の確認

正確な評価のためには，全般的な応答反応が低下する意識障害の有無[3]や，高齢者にみられることが多い視覚障害（遠視，暗いところでは見えにくいなど），聴覚障害（テレビがついているなど騒音がある場所では聞き取りにくくなるなど）の有無を確認しておく必要がある。うつ病は高齢者の約10%に認められ，加齢とともに有病率が高まる傾向がある[6]。

脳損傷部位が特定されている場合には，そこを責任病巣とする高次脳機能障害を疑い検査を実施する。高次脳機能障害者にみられる言語障害は談話の障害であることが多く，日常生活の支障になっている場合が多い。言語検査は失語症検査を実施するだけでなく，談話の評価を実施することが重要である[3]。

社会的行動障害には，依存性・退行，欲求コントロール低下，感情コントロール低下，対人技能拙劣，固執性，意欲・発動性の低下などが含まれる[1]。社会的行動障害は，脳損傷に由来する症状であると同時に，日常生活や社会生活から2次的に引き起こされる症状でもある。その症状は周囲の人の対応をはじめ，取り巻く環境の影響を受けやすい[3]ことを理解し対応する。

## 3 支援のポイント

- 高齢者の介入は機能障害だけに注目するのではなく，むしろ活動や参加に焦点をあてた生活訓練を中心に立案する。
- 多職種チームアプローチと地域との連携：言語聴覚士（ST）が専門性を発揮しながら，包括的な支援をしていくためには多職種との連携や医療と地域との連携が必須である。高次脳機能障害は入院中には顕在化しないが，家庭生活を再開してから気づかれることも多い。そのため入院中から生活訓練を見据えた訓練・指導を開始し，その経過について地域で支援するスタッフと情報共有しておくことが重要である。とりわけ主たる介護者が高齢者である場合には，地域の社会資源の活用が重要になる。

### 引用文献

1) 中島八十一：高次脳機能障害者の現状と診断基準．高次脳機能障害ハンドブック―診断・評価から自立支援まで（中島八十一，寺島彰編），pp.1-20，医学書院，2006．
2) 岩田誠：高次脳機能障害とはどのようなものを指すのですか．またどのように分類されるのですか．高次脳機能障害Q&A 基礎編（河村満編），pp.34-35，新興医学出版，2011．
3) 廣實真弓，平林直次（編著）：Q&Aでひも解く高次脳機能障害．医歯薬出版，2013．
4) 渡邉修：年齢による社会環境の相違．高次脳機能障害CD-ROMで情報提供（渡邉修編），pp.5-6，医歯薬出版，2011．
5) 納谷敦夫，俵あゆみ，南千尋ほか：精神科デイケアにおける高次脳機能障害対する行動評価表の作成．大阪医学44，pp.5-11，2013．
6) 粟田主一：後期高齢者に多い疾患―うつ病．治療92，pp.53-56，2010．

記憶障害

症例 1

# 脳幹梗塞により発動性低下，記憶障害を呈した症例への発動性改善および記憶代償のための病識獲得に向けての介入

## 1 症例基礎情報

**基本情報**

70歳代後半女性，右脳幹梗塞で左不全片麻痺，歩行障害，上肢機能障害，高次脳機能障害

教育歴：中学校卒　　　　職歴：50歳代まで工場でパート

家族構成：夫，長男との三人暮らし

右利き。趣味は民謡（数十年継続で名取り），ボランティア。発症1年前まで自分や孫の洋服を作っていた。病前に関して，友人からは翌日の約束を忘れることがあった，夫からは発症1か月前から急に家事をやらなくなったとの情報を得ている。退院後は在宅の予定のため，家族の希望は杖歩行の獲得および排泄自立。

### 1）現病歴

X日，外出中に歩けなくなり夫が迎えに行くも，その日は屋内自立歩行可能であった。X＋2日，寝たきり状態になり救急車でA病院緊急搬送。糖尿病，発作性心房細動も合併しており，投薬開始で症状が安定した。その後，歩行器歩行訓練施行中であったが，積極的に動かそうとする意欲はなく起居動作・ポータブルトイレが何とか可能な状態で第55病日後，家庭復帰に向けてのリハビリテーション目的で当院転院となった。

60歳代で高血圧症のため通院・服薬していたが，3年前より自己判断で中断。画像所見（図1）では，右橋梗塞を認めた。またラクナ梗塞および血管外腔の拡張が線条体を中心に認められた。さらに左の海馬下角の萎縮が疑われる。

### 2）身体機能面

運動麻痺はBr.s（Brunnstrom stage）で上肢Ⅴ-手指Ⅴ-下肢Ⅴ。ROMは左膝関節伸展−5°，左肩関節屈曲170°であり，感覚は

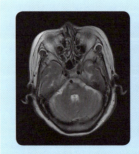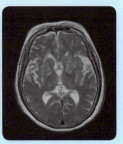

図1　画像所見

正常であった．動作分析では，起居は手すりを使用し声かけで可能であった．座位保持自立は安定しており，靴の着脱も見守りで可能，起立は手すりを使用し見守りで可能であったが左膝に痛みがあった．立位は支持物がない状態でも見守りで可能ではあったが起立同様，左膝に痛みがあった．歩行は歩行器を使用し，後方より骨盤を介助し10m程度可能であった．

## 3）ADL

Berthal Index は50/100点であり，FIMは日中の合計は81/126点（運動57点，認知24点）であった．食事は常食を右手（利き手）で箸・スプーンを使用し自力摂取が可能であったが，取りこぼしがありエプロンを使用していた．移乗は支持物を使用し見守りで可能であったが左膝に痛みがあった．また，車いす操作があいまいなため，ブレーキ操作の確認や車いすをつける位置を適時修正することが必要であった．整容および更衣は見守りで可能であった．排泄動作は移乗・下衣操作ともに見守りで可能であったが，下衣操作時に手すりを離してしまうため左後方へバランスを崩す危険性があり，注意が必要であった．入浴形態はリフト浴であった．院内の移動形態は車いす自走であり，階段昇降は困難であった．

# 2 評価

## 1）神経心理学的評価

MMSE（Mini Mental State Examination）は18/30点であり，減点項目は時に関する見当識で−4点，場所に関する見当識で−2点，シリアル7で−2点，再生で−3点および理解で−1点であった（表1，初期評価）．

日本版レーブン色彩マトリックス検査（RCPM）は15/36点であり，年齢群平均得点（26.9±5.396）より低下を認めた（セットA：7/12，セットAB：5/12，セットB：3/12）．

Bisiachの病態失認重症度検査は段階3の診察で所見を示しても認めないレベルであった．

標準注意検査法におけるカットオフ以下項目については，visual cancellation の処理速度および「3」「か」の正答率，SDMT（Symbol Digit Modalities Test），memory updating test の3スパン・4スパン，position stroop の正答率および処理速度であった．PASATでは疲労の訴えが強く途中で実施を中断とした．これらより，選択性注意は比較的保たれていたが，より高次の注意の分配能力や変換能力，また制御能力では低下を認めた[1]．

日本版リバーミード行動記憶検査（RBMT）では，標準プロフィール得点3/24点であり，スクリーニング得点1/12点であり年齢別平均得点におけるカットオフ値以下であった（年齢別60歳以上カットオフは，プロフィール得点15/16，スクリーニング得点5/6）．

AVLT（Auditory Verbal Learning Test）では，全即時再生数14/60で言語学習能力2，干渉刺激後再生4/15であり20分後再生0/15であり低下を認めた．いずれの得点も年齢平均よりはるかに下回る点数であった．再認は14/15であり比較的保たれていた．

表1　神経心理学的評価

| | | | 初期評価/max | 再評価 |
|---|---|---|---|---|
| 認知機能 | MMSE-J | 総得点 | 18/30 | 24 |
| | | 見当識（時） | 1/5 | 5 |
| | | 見当識（場所） | 3/5 | 3 |
| | | 注意 | 3/5 | 3 |
| | | 記憶 | 2/6 | 4 |
| | | 言語 | 8/8 | 8 |
| | | 空間 | 1/1 | 1 |
| | RCPM | | 15/36 | 18 |
| 記憶機能 | RBMT | 標準プロフィール得点 | 3/24 | 2 |
| | | スクリーニング得点 | 1/15 | 0 |
| | AVLT | 全即時再生 | 14/60 | 22 |
| | | 言語学習能力 | 2 | 2 |
| | | 干渉刺激後再生 | 4/15 | 4 |
| | | 20分後再生 | 0/15 | 0 |
| | | 再認 | 14/15 | 13 |
| 注意機能 | CAT | カットオフ以下 | visual cancellationの処理速度および「3」「か」の正答率，SDMT，memory updating testの3スパン・4スパン，position stroopの正答率および処理速度，PASAT | visual cancellationの処理速度，SDMT，memory updating testの3スパン・4スパン，position stroopの処理速度，PASAT |
| 病態失認 | Bisiachの病態失認重症度評価 | | 段階3／0・1・2・3の4段階評価 | 段階2 |

## 2）日常行動場面

　常時開眼はしていたが時折表情がぼんやりとしていた。自ら行動することはなく，こちらの声かけで何とか動作に取り組む状態であり，常時声かけが必要であった。また，疲労性があり何事に対してもすぐに途中で諦め行動をやめてしまうことが多かった。さらに，自身についての興味や関心は乏しく身なりが乱れていても直そうとする様子はみられなかった。動作中は注意がそれやすく，食事の際にも時折周囲を見回すなど集中できない場面があった。記憶面は若い頃のエピソード記憶は比較的保持されていたが，時系列での誤りなど細部の記憶はあいまいであった。数日前の記憶や発症前後の記憶はほぼ想起が困難であり，前日に参加した院内での行事などのエピソード記憶も忘却していた。移乗時の注意点などを何度も指導するが覚えることができず見守りや促しが必要であった。状況判断は現在の状況を理解できていないことから，単独での立ち上がりや移乗などの危険判断が困難であった。集団生活を送る上では発動性が乏しいということから，ほかの患者に迷惑をかけるなどの行動はみられず，ほかの患者とのコミュニケーション場面は少なかった。現在置かれている状況が理解できておらず，病気に対する認

識は乏しかった。「なんでここにいるんだろうね」「どこも悪くないのに」などの発言が聞かれた。主訴を聞くと「別にない」との返答であり病識は非常に乏しい状態であった。

## 3 目標と訓練プログラム

### 1）目　標

記憶の補償として他者からの援助（メモなど）を活用しながら在宅生活を安全に過ごせることを基本として以下の目標を設定した。

〈長期目標〉3か月，自宅退院時
　① 他者がメモした内容を自発的に確認し行動することができる。
　② 転倒なく安全にADLが自立できる。

〈短期目標〉2週間
　① 快感情を刺激し，自発性の向上を目指す。
　② 現病歴を含む現在の状況を理解し，記憶に対する認識を高める。
　③ 自身の身だしなみへの関心を高める。

### 2）訓練プログラム

#### （1）自発性向上へのアプローチ

① 症例が興味を抱きそうな内容の会話を提供し，積極的に症例からの発話を引き出していくことにした。具体的には，趣味活動として取り組んでいた民謡についてや，頻繁に外出をしていたとのことで，よく行く場所についての内容などを中心に会話を展開した。記憶障害の影響から細部まで掘り下げる質問は負担になりやすかったため多少の誤りは許容範囲とし，まずは症例から発信をすることに重きを置いた。

② 整容場面への介入を通し，身だしなみへ意識を向けてもらうことで興味関心を高めていくこととした。鏡を使用し，症例と一緒に確認をしながら歯磨き動作や整髪などが自発的に行えるように促していった。その際は，ただ指摘をするのではなく，自身に気づいてもらうことが重要であると考え，気づきが得られた場合は自発的に行動が開始されるように介入をした。まずは身近なところである自身の身だしなみへの関心を高めていき，次に興味関心の範囲を拡大し，家族などへの興味関心が高まることも期待した。

#### （2）記憶・病識向上へのアプローチ

見当識としてカレンダーの確認を毎日一緒にすることとした。その際，同時に発症からの経過も文字で提示し質問形式で確認をしてもらうことを行った。カレンダーやこれまでの経過については毎日同じものを使用することとし，症例が探せないといった混乱を招くことを防いだ。また，1日のスケジュール表を作成し，表の存在を覚えてもらうことを目指し，他職種と協力し常時確認をするようにした。

## 4 経過

### 1）神経心理学的検査

　MMSE-J は 24/30 点であり，減点項目は場所に関する見当識で -2 点，シリアル 7 で -2 点，再生で -2 点であった（**表 1，再評価**）。

　日本版レーブン色彩マトリックス検査は 18/36 点であり，初期評価に比し改善は認められるが，以前年齢平均群よりは低下を認めた（セット A：9/12，セット AB：6/12，セット B：3/12）。

　Bisiach の病態失認重症度検査は段階 2（診察で所見を認めたときのみ）であり，依然低下を認めた。

　標準注意検査法におけるカットオフ以下項目については，visual cancellation の処理速度，SDMT，memory updating test の 3 スパン・4 スパン，position stroop の処理速度，PASAT であった。各下位項目の正答率の改善がみられ，選択性注意に関しては処理速度の問題のみとなった。また，より高次の注意機能においてもカットオフ値を下回ってはいたものの数値は改善していた。

　日本版リバーミード行動記憶検査（RBMT）では標準プロフィール得点 2/24 点で，スクリーニング得点 0/12 点であり，初期評価時に比し低下を認めた。

　AVLT では，全即時再生数 22/60，言語学習能力 2 であり改善を認め，干渉刺激後再生 4/15，20 分後再生 0/15 と再生では変化はみられなかった。再認は 13/15 であり変化は認められなかった。

### 2）日常行動場面

　日中は車いすに乗車し食堂でテレビを見ていることが多くなった。自ら行動を開始することについては依然乏しさは残るものの，基本的な欲求である排泄の際には自発的に車いすを自走しトイレに向かう様子もみられてきた。また，ほかの患者から話しかけられると数回会話のやりとりが行えるようになってきた。移乗時の注意点は依然記憶することが難しく ADL には見守りが必要であった。左膝の痛みに関しても忘却しており，実際の動作時に痛みを生じることで一時的に想起される状態であることも ADL に見守りが必須な要因となっていた。改善した点としては，当日の予定を聞くと，自発的にスケジュール表を確認して答えるなどのメモの存在は記憶でき，一部活用が可能になってきていた。また，自身の記憶の状態に関しても，「すぐに忘れちゃうんだよね」「やっぱり覚えられないんだな，こんな（たいへんな）ことがあったのに忘れちゃったのね，たいへんだなー」などの発言が聞かれており，病識が得られるようになってきていた。また，1 時間前の食事のメニューやニュースの内容などを想起できるようになってきているなど近時記憶の改善も認められた。同時に，社会的出来事についても興味関心が示されるようになってきていた。

## 5　考察・まとめ

　当院入院直後は，リハビリテーションへの拒否もみられており，スムーズに介入することが難しかった。池田[2]は脳血管性認知症では，幻覚や妄想が前景に立つことはまれで，発動性の低下・無関心が認められると述べていることからもわかるように，本症例のリハビリテーションへの拒否に対する背景としては，発動性の低下や興味関心の乏しさ，および疲労性によるものと考えられる。また，現状の理解が不十分であることからリハビリテーションの必要性を認識できていなかった可能性が高かったと想定される。リハビリテーションに介入できても，当初は思考することに疲労を訴えている状態であり，特に記憶に関する話題や検査に対しては受け入れが困難な状態であった。

　本症例は，発動性の低下や記憶障害が中核症状としてみられるが，幸いにも身体機能の障害は比較的軽度であり声かけや促しを行うことでこちらの介助がなくても動作を行うことができた。しかし，記憶障害の影響により，注意点や手順などを何度も確認するが記憶することが難しく，回復期病院入院から2か月が経過したが，動作の自立には至らなかった。言語性記憶よりは視覚性記憶のほうが良好であると考えられることから，本症例が目にしやすい場所に注意点などを文字や絵を用いてわかりやすく提示をするが，やはりそれに従って動作を行うことが難しい状態であった。

　また，記憶障害から現在の状態を認識することが非常に難しく，病識はほぼ欠如していた。そのことからもリハビリテーションに対する積極性は乏しくなり，受け身的に課題や作業を行っていた。しかし，毎日一緒に病歴や1日のスケジュールを確認していくことで，「そうらしいねー」という非常に他人事のような発言から，「たいへんなことがあったのね，忘れちゃった」と症例自身のこととして認識できるようになってきた。また，スケジュール表の存在にも気づくようになってきたが，自発的に表を見て行動することは難しく，こちらから予定を質問すると表を見て確認し行動に移すことが可能という状態である。認知症では存在想起と内容想起のいずれもが障害されるといわれている[3]が，基本的には本症例も同様と考えられる。しかし，毎日のリハビリテーションの中でスケジュール表を確認していくことで存在想起は少しずつ改善が認められてきた。

　最後に重要な点として，本症例は今回の発症前から日常の行動上に変化が生じていた。また，画像所見から今回の発症の原因となった脳幹梗塞以外にも多数のラクナ梗塞や皮質の虚血性変化，海馬の萎縮などがみられた。高齢者では合併症が多く，脳血管疾患を発症するリスクが高いことから，日常生活上の些細な変化にも十分に注意をして様子を観察していく必要があると考えられた。

### 引用文献

1) 日本高次脳機能障害学会編：標準注意検査法・標準意欲評価法，新興医学出版，2008.
2) 池田学：認知症．高次脳機能研究 29(2)，pp.222-228，2009.
3) 前島伸一郎，種村純，大沢愛子，他：高齢者における展望記憶の検討―とくに存在想起と内容想起の違いについて．リハビリテーション医学（43），pp.446-463，2006.

失行

症例 2 行為・行動の障害を呈した進行性核上性麻痺患者に対する書字関連動作，家事動作の維持を目的としたアプローチ

## 1 症例基礎情報

> **基本情報**
> 70歳代男性，進行性核上性麻痺
> 職歴：元公務員
> 家族構成と居住：本人，妻，息子。
> 右利き。定年退職後は趣味を楽しみ充実した生活を送っていた。既往歴に特記すべきことはないが，高血圧のため投薬治療を受けていた。

### 1）現病歴
X-1年頃より発話が不明瞭になり，約1年後のX年，A院での神経学的な精査により進行性核上性麻痺[1]*1の診断を受けた。同時期にB院で言語訓練を開始した。

### 2）神経学的所見
頸部・体幹の固縮が認められた。上下肢の麻痺は明らかではないものの，腱反射がやや亢進していた。眼球運動の制限が認められた。

### 3）画像所見
図1は初診から14か月後のMRIのT1強調画像である。中脳被蓋部にやや萎縮が認められた。A院におけるSPECT検査では前頭葉の血流低下が指摘された。

## 2 評価

### 1）神経心理学的評価
主な検査結果を表1（初期評価）に示した。意識は清明で，基本的な礼節は保たれていた。見当識は，今年が何年かがはっきりしなかった。知的機能は，レーブンマトリッ

---

*1 進行性核上性麻痺 progressive supranuclear palsy (PSP)：中年期以降に発症する進行性の変性疾患で，臨床症状としては眼球運動障害，歩行障害，動作緩慢，易転倒性，嚥下障害，認知症などが認められる[1]。

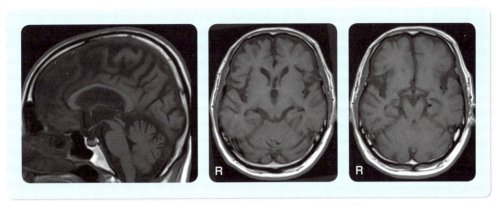

図1　初診から14か月後のMRI T1強調画像

表1　神経心理学的検査の結果

| 検　査 | 初期評価 | 6か月後 | 16か月後 |
|---|---|---|---|
| MMSE | 23/30 点 | 22/30 点 | 21/30 点 |
| RCPM | 25/36 点 | 21/36 点 | 19/36 点 |
| WAB 失語症検査<br>（日本語版） | 自発話 13<br>話し言葉の理解 8.5<br>復唱 9.2<br>呼称 8.0 | 自発話 15<br>話し言葉の理解 8.9<br>復唱 9.2<br>呼称 8.4 | 自発話 14<br>話し言葉の理解 7.8<br>復唱 7.4<br>呼称 8.1 |

クス検査（RCPM），MMSE（Mini Mental State Examination）がカットオフ前後の成績であり低下が疑われた。言語機能については，構音障害と発話開始困難が認められ，日常会話において誘導や推測を必要とした。呼称は比較的保たれていた。

行為・動作に関しては，道具使用の身振りに躊躇やぎこちなさがあり，軽度の観念運動失行が認められた。実物の使用は躊躇なく行われたが，まれに正常とはいいがたい反応がみられた。行動の抑制障害も認められた。行為・行動の障害の詳細は後述する。

前頭葉機能に関しては，FAB（Frontal Assessment Battery）[2]が低得点（11/18）であった。選択性および持続性注意障害が認められた。記憶に関しては，三宅式記銘力検査の結果から記銘力の低下が疑われた（有関係 4-7-5，無関係 0-0-0）。その他，構成障害が認められた。視覚失認，半側空間無視は認められなかった。

## 2）行為・行動に関する評価 （表2，初期評価）

a. 象徴的動作

「兵隊さんの敬礼」「さよならと手を振る」といった動作が可能であった。

b. 道具使用の身振り

おおむね可能であったが，「スプーンを使って食べる身振り」などの際に躊躇やぎこちなさが観察され，軽度の観念運動失行が認められた。

c. 道具使用

スプーンを実際に使用することは可能であった。鉛筆や眼鏡を使用することも問題なくできた。一方で，プラスチック消しゴムを用いる際に，巻紙の部分でこするなどの反

表2　失行検査の結果

| 項目 | | 初期評価 | 6か月後 | 16か月後 |
|---|---|---|---|---|
| 象徴的動作 | 兵隊さんの敬礼 | ＋ | ＋ | － |
| | さよならと手を振る | ＋ | ＋ | ＋ |
| 道具使用の身振り | 櫛で髪をとかす真似 | ＋ | － | － |
| | 歯ブラシで歯を磨く真似 | ＋ | ＋ | ＋ |
| | スプーンで食べる真似 | ± | ＋ | ＋ |
| | 鍵でドアに鍵をかける真似 | ＋ | － | － |
| 複雑動作の身振り | 車を運転する真似 | － | － | － |
| | タバコに火をつける真似 | ＋ | － | － |
| | ピアノを弾く真似 | ＋ | ＋ | － |
| 道具使用 | 櫛で髪をとかす | ＋ | ＋ | ＋ |
| | 歯ブラシで歯を磨く | ＋ | ＋ | ＋ |
| | スプーンで食べる | ＋ | ＋ | ＋ |
| | 鍵でドアに鍵をかける | ＋ | ＋ | ± |
| 系列的動作 | 封筒に手紙を入れて切手を貼る | | | － |
| 顔面動作 | 舌を出す | ＋ | ＋ | ＋ |
| | マッチを吹き消す真似 | ＋ | ＋ | ＋ |
| | 舌打ちをする | － | － | － |
| | 咳払いをする | － | － | － |

＋：正反応　　－：誤反応　　±：ぎこちなさ，試行錯誤がみられる

応が観察されたことから，軽度の使用失行[3]*1 の可能性が疑われた。

d. 顔面動作

舌打ち，咳払いの際に，言語化（verbalization）*2 が観察され，口腔顔面失行があると考えられた。

e. 前頭葉性行動障害

目の前の教材やノートのページを何となくめくるなどの使用行動が認められた。

## 3）生活状況

基本的 ADL は，介助を必要とせずに可能であった。毎日決まった時刻に起床し，食事，散歩をし，就寝していた。決まったこと以外は行わず，規則正しい反面，時刻表的な傾向を感じさせた。

---

＊1　使用失行：道具の使用障害については，観念運動失行とする立場と観念運動とする立場がある。本節では混乱を避けるため使用失行[3]の用語を用いる。
＊2　言語化（verbalization）：舌打ちや咳払いが困難である場合，「チッ」や「ゴホン」のように言語化による反応がみられることが多い。

## 3 目標と訓練プログラム

### 1) 方　針
　進行性核上性麻痺の進行に伴う認知機能の低下をできる限り遅らせ，日常生活を安全かつ豊かに送ることができるように本人と家族を支援することとした．

### 2) 目　標
　日常生活動作，家事動作を可能な限り維持すること，加えて，家族とのコミュニケーションおよび趣味に対する意欲を維持することを目標とした．

### 3) 訓練内容
　外来訓練を1回45分，週1回の頻度で行った．また，自宅での課題を本人および家族に指導した．訓練プログラムの主なものは，①会話訓練，②役割としての家事動作の実施，③日記課題，④短文レベルの書写課題，⑤発声・構音訓練であった．以下では，特に行為・行動の障害をターゲットとした訓練とその方法を述べる．

### 4) 行為・行動の障害をターゲットとした訓練プログラム
#### (1) 役割としての家事動作の実施
　上下肢の運動機能が比較的保たれており，基本的なADLに加え，やや複雑な家事動作も可能であった．そこで，家庭内での役割を果たすこと，家事動作を維持することを目的に，洗濯物をたたむことを役割として設定し，継続して行うこととした．
#### (2) 書字関連動作，道具使用の維持・改善
　もともと達筆で，書くことが好きであったため，書字関連動作および書字能力の維持・改善を目的に，日記，書写課題を設定した．初期評価において，プラスチック消しゴムを用いる際に，巻紙の部分でこするなどの反応がみられた．このため，消しゴムの巻紙を外し，訓練でも自身のものを用いるようにした．日記については，独力で可能なように，日付・曜日，出来事を選択して書き入れる形式にした．
#### (3) 使用行動について理解を促す
　使用行動が出現した際，家族がふざけていると誤解して，手を取り押さえることがあった．そこで，まず，症例と家族に対して，症状の説明を行い理解を促した．そして，会話や訓練の際には，眼鏡ケースを手の届きにくいところに置くなど環境を整えた．

## 4 経　過

　初期評価，6か月後，16か月後の検査結果を**表1，2**に示した．

## 1）運動機能

16か月後も階段の昇降や書字動作が可能であった。しかし，自宅内で尻もちをつくなど運動機能の低下が生じていると推察された。

## 2）知的機能，言語機能

知的機能は徐々に低下した。言語機能に関しても，構音の不明瞭さが著しくなり，反復言語，語間代，反響言語が目立つようになった。

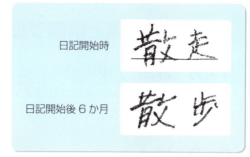

**図2　日記書字（散歩）**
繰り返しの練習によって誤りを修正できたものがあった。

## 3）行為・行動

16か月後には，道具使用および複雑動作の身振りに無定型反応やBPO（body parts as object）反応[*1]が目立つようになった。一方で，基本的ADL，家事動作は維持できていた。日記が定着し，繰り返しの書字により誤りを修正できたものもあった（散走→散歩）（図2）。消しゴムも，巻紙を外した状態のものを使用できていた。

使用行動は，机上のものを最小限にすることである程度抑制することができた。また，家族が障害の性質を理解したことによって，穏やかに見守れるようになった。

## 4）活動性の維持

家族との外出など，周囲の支援により，一定の活動性を保つことができた。

# 5　考察・まとめ

進行性核上性麻痺は，認知症を生ずる変性疾患であり，観念運動失行，観念失行（系列的動作の障害），口腔顔面失行が認められることが報告されている[4]。また，失行以外の行為の障害[5]，使用行動[6]を呈した症例も報告されている。

本例も，初期評価において，観念運動失行，使用失行，口腔顔面失行が認められた。また，検査場面などで，前頭葉の機能低下に起因すると思われる使用行動が出現した。しかし，日常生活の実際の場面ではおおむね正しい道具使用が可能であった。使用行動も，ADLを妨げて困るという訴えは聞かれなかった。

失行の特徴として，身振りよりも道具使用のほうが容易であり，検査より日常生活場面のほうが容易ということがある[7]。また，中川ら[8]によれば使用失行は，体性感覚情報を利用した使用技能（手続き記憶）の喚起障害と説明される。本症例は，形状が一定で使い方が規定される道具については，おおむね適切に使用することが可能であった。

---

[*1]　BPO（body parts as object）反応：自身の身体部位を道具のように扱う反応である。例えば，「櫛を持ったつもりで髪をとかす」身振りを行う際に，指を櫛のように扱う。

そこで，訓練では，日常生活で必要な動作を実行し続けることで使用技能が喚起されやすい状態を維持することと，環境を調整すること（筆記用具を使いやすい状態に整えること，訓練室でも自宅でも同じ筆記用具を使用すること）を重視した。

また，本症例に対する訓練を考える上で，原因疾患が進行性核上性麻痺であり，さまざまな高次脳機能障害のために学習の積み重ねが困難であること，アパシー[9]*1 が目立つこと[10]を考慮した。認知症のリハビリテーションにおいても，失行のリハビリテーションにおいても，日常生活で無理なく継続できる課題を設定することが重要である。本症例が意欲の低下がありながらも，家事動作と，日記および書写を継続できたのは，これらの課題が適したものであったためと考えられた。また，日記を毎日書くことで漢字の誤りが修正されるなど，本課題は書字能力の維持という点でも有用であった。

### 引用文献

1）中島健二：進行性核上性麻痺の臨床のポイント．認知症ハンドブック（中島健二，天野直二，下濱俊ほか編），pp.660-661，医学書院，2013．
2）Dubois B, Slachevsky A, Litvan I, et al：The FAB；a Frontal Assessment Battery at bedside. Neurology 55(11)，pp.1621-1626, 2000．
3）山鳥重：観念失行―使用失行のメカニズム．神経進歩 38，pp.540-546, 1994．
4）Leiguarda RC, Pramstaller PP, Merello M, et al：Apraxia in Parkinson's disease, progressive supranuclear palsy, multiple system atrophy and neuroleptic-induced parkinsonism. Brain 120(1)，pp.75-90, 1997．
5）鈴木匡子：非典型認知症への臨床的アプローチ．臨床神経 51(11)，pp.930-933, 2011．
6）Ghika J, Tennis M, Growdon J, et al：Environment-driven responses in progressive supranuclear palsy. J Neurol Sci 130(1)，pp.104-111, 1995．
7）石合純夫：高次脳機能障害学．医歯薬出版，2003．
8）中川賀嗣，大槻美佳，井之川真紀：使用失行の発現機序について．神経心理学 20(4)，pp.241-253, 2004．
9）Marin RS：Differential diagnosis and classification of apathy. Am J Psychiatry 147(1)，pp.22-30, 1990．
10）Litvan I, Mega MS, Cummings JL, et al：Neuropsychiatric aspects of progressive supranuclear palsy. Neurology 47(5)，pp.1184-1189, 1996．

---

*1 アパシー：意識水準の低下や認知機能障害，情動的苦悩によらない動機づけややる気の減少と定義される[9]。Litvan ら[10]によれば，アパシーは進行性核上性麻痺において最も高い頻度でみられる行動異常である。

失 認

## 症例 3 失語症を伴う聴覚失認者に対するコミュニケーション手段の再獲得

　本節では，筆者が経験した聴覚失認例（表1）[1]のなかで，長期経過を観察できた症例6[2]について取り上げる。なお，長期経過例を表1のケースの中の60歳以上の3例（症例4, 5, 10）と比較すると，性別は3例が男性，原因疾患は3例中2例が長期例と同様の脳梗塞であり，損傷部位は3例とも両側聴皮質，3例とも重度の語音認知障害と重度の音楽認知障害を有し，環境音認知については3例中1例が長期例と同じく中等度の障害で，他の2例が重度障害であった。読話（聴覚併用）能力は長期例同様に3例実用不可であり，3例とも言語理解手段は主として筆談によるもので，表出手段は3例中2例は発話が可能であったが，長期例と65歳脳出血例が発話が困難で，長期例は書字を用いていた。

　上記からも示されるように，50歳で死亡した長期例は，60歳代で発症した3症例と原因疾患，損傷部位，語音・環境音・音楽の認知障害の重症度，言語理解・表出手段も

**表1　広義の聴覚失認例（自験例）―両側聴皮質・聴放線損傷例**

| 症例 | 年齢 | 性 | 原因疾患 | 損傷部位 | 語音認知 | 環境音認知 | 音楽認知 | 読話（聴覚併用） | 言語理解手段 | 表出手段 |
|---|---|---|---|---|---|---|---|---|---|---|
| 1 | 54 | F | クモ膜下出血 | 両側聴皮質 | 重度障害 | 重度障害 | 重度障害 | 一部可能 | 読話＋筆談 | 発話 |
| 2 | 24 | F | もやもや病 | 両側聴放線 | 重度障害 | 重度障害 | 重度障害 | 一部可能 | 読話＋筆談 | 発話 |
| 3 | 56 | M | 脳出血 | 両側聴放線 | 重度障害 | 重度障害 | 重度障害 | 実用不可 | 筆談 | 発話 |
| 4 | 65 | M | 脳梗塞 | 両側聴皮質 | 重度障害 | 中等度障害 | 重度障害 | 実用不可 | 筆談 | 発話 |
| 5 | 63 | M | 脳梗塞 | 両側聴皮質 | 重度障害 | 重度障害 | 重度障害 | 実用不可 | 筆談 | 発話 |
| 6 | 49 | M | 脳梗塞 | 両側聴皮質 | 重度障害 | 中等度障害 | 重度障害 | 実用不可 | 筆談 | 書字 |
| 7 | 16 | M | 頭部外傷 | 両側聴皮質 | 重度障害 | 重度障害 | 重度障害 | 実用不可 | 筆談 | 書字 |
| 8 | 25 | M | もやもや病 | 両側聴皮質 | 重度障害 | 重度障害 | 重度障害 | 実用不可 | 筆談 | 文字盤指し |
| 9 | 17 | M | 脳出血 | 両側聴皮質 | 重度障害 | 重度障害 | 重度障害 | 実用不可 | 筆談＋手話＋身振り | 手話＋身振り |
| 10 | 65 | M | 脳出血 | 両側聴皮質 | 重度障害 | 重度障害 | 重度障害 | 実用不可 | 筆談＋身振り | 発話↓ |

（進藤美津子：聴覚失認のリハビリテーション．Clinical Rehabilitation 別冊，高次脳機能障害のリハビリテーション Ver.2（江藤文夫ほか編），pp.295-298，2004）

共通しており，年齢による違いを認めなかった。そのため，長期経過を観察できた症例6について詳しく述べることにする。

## 1 症例基本情報

> **基本情報**
> 50歳代前半男性，聴覚失認
> 教育歴：高校卒　　　　職歴：電気工事技術者
> 家族構成と居住：7人兄姉。発症後妻と離婚，自宅に独居
> 右利き。趣味は釣りと音楽で，ギターを習っていたことがある。

### 1）現病歴

リウマチ熱後遺症による心臓弁膜症のためX−44年頃より心不全を呈する。X−16年，第1回脳血栓による脳梗塞が起こり，軽度の左片麻痺と数時間の意識消失発作が生じたが数日で軽快した。失語や聴覚障害は生じなかった。X−13年，第2回脳梗塞が生じ，会社で電話中に突然意識が消失し転倒した。直ちに入院し，約3週間で意識は回復したが，軽度の右片麻痺を伴った。意識回復直後は，「チガウ」など数語の自発語がみられたが，間もなくしゃべらなくなった。聴覚面では，呼びかけても振り向かなかったが，ラジオはつけていた。話しかけても応答はせず，文字で意思を伝達するようになった。聴覚的言語理解に加えて環境音や音楽もわからなくなった。大学病院の内科に入院・加療を受け，周囲とのコミュニケーションはジェスチャーや筆談で対応した。退院後は自宅から言語治療を受けるために一人で通院していたが，X年心不全のため死亡した。

### 2）発病後の生活状況

軽度の右片麻痺は残存していたが，自力でゆっくり歩行可能であり，基本的ADLも保たれていた。X−12，心不全のため再度入院。この間，他大学病院にて心臓手術（人工弁置換術）を行った。術後は性格が明るくなり精神状態が安定した。しかし，聴覚・発語障害は術前と変わりなく，音声言語によるコミュニケーションがとれないため，筆談にてやりとりをしていた。生活については，兄，姉が協力して，経済面や日常生活面について適宜サポートしていた。自分は耳が駄目になったと自覚し，自ら手話サークルで手話を学ぶなどの前向きな姿勢も持ち合わせていた。

## 2 評価

### 1）神経学的検査

脳神経は視野の1/4下同名性半盲を除き異常は認めなかった。四肢は右上下肢不全

麻痺, 温痛触覚の低下がみられた。MRIによる画像所見 (図1)[2] では, 左右の上側頭回, 左下頭頂葉に低吸収域を認めた。

なお, 鼓膜, 舌, 咽頭などの聴覚・発語に関係する末梢器官, 神経・筋には異常は認めなかった。

## 2) 聴覚検査
### (1) 純音聴力検査

純音聴力検査の実施に際しては, 反応潜時が長く, ひとたび音

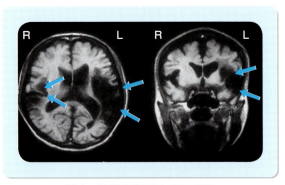

図1　聴覚失認例のMRI所見
(加我君孝, 中村雅子: 両側聴皮質・聴放線障害. 中枢性聴覚障害の基礎と臨床 (加我君孝編), p.83, 金原出版, 2000)

を感じると頭に残響として残ってしまい, 音のオン・オフの判断がつきにくく, 閾値が不安定である傾向がみられた。発症初期の純音聴力は, 軽度閾値上昇がみられたに過ぎなかったが, 長期経過とともに聴力閾値が上昇し, 発症から13年経過時には右耳は聾状態, 左耳も重度難聴を呈していた (図2)[4] 純音聴力閾値の上昇に関しては, 剖検後, 内側膝状体に著明な萎縮が認められ, 内側膝状体の逆行性変性による影響[3] が考えられた。

### (2) 語音聴力検査 (67式)

左右耳とも音としては聞こえるが, 語音としてはまったく聞き取れず, 語音弁別能力は0%であった。

### (3) 他覚的聴力検査 (図3)

① 聴性脳幹反応 (ABR): 左右とも 85 dBSL. クリック刺激で1～7波まで出現し波形は正常。閾値は左右とも 15 dB で正常。

② 中間潜時反応 (MLC): 左右とも 85 dBSL. クリック刺激で ABR-NoPoNa 成分は出現するが, Pa は出現しない。

③ 緩反応 (SVR): 左右とも 85 dBSL. クリック刺激ならびに 500 Hz, 1～4 kHz の Tone Burst でも $N_1P_1N_2$ 成分は認めなかった。

## 3) 神経心理学的検査
### (1) 言語音の認知

広義の聴覚失認自験例 (表1)[1] では, 語音は音としては聴こえているが音韻として認識されず, 全例が重度の語音認知障害を呈していた。本症例 (症例6) においても, 言語音は母音も子音もまったく認知できなかった。

### (2) 環境音の認知

杉下, 加我による環境音認知テスト[5] (テープ聴取) では, 絵カードを提示せずに書き取り式で行った場合には全問正答できなかったが, 絵カードのなかから選択する場合には24問中19問が正答 (79%) であり, 視覚的な手がかりが有効であった。

### (3) 音楽の認知

音のピッチ, 強弱, 長短の各弁別はいずれも困難であった。既知の唱歌のメロデイと

症例3 失認

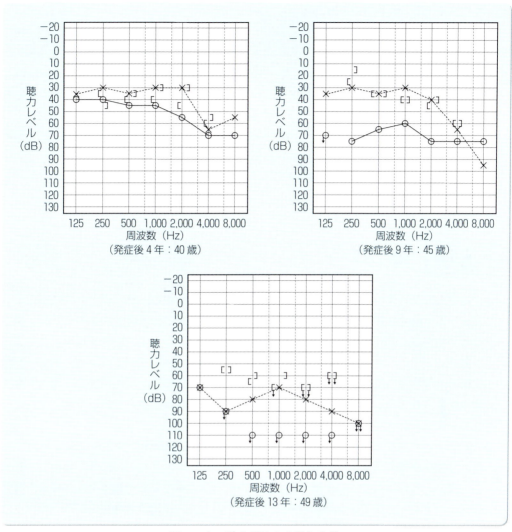

図2 オージオグラムの経年変化

(進藤美津子,加我君孝:両側側頭葉聴覚皮質/聴放線損傷例における純音聴力閾値の経時的変化について.Audiology Japan 40(5), p.280, 1997)

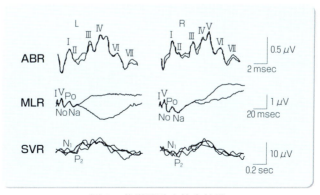

図3 他覚的聴力検査結果

(加我君孝,中村雅子:両側聴皮質・聴放線障害.中枢性聴覚障害の基礎と臨床(加我君孝編),p.83,金原出版,2000)

曲名のマッチングも困難であった。

### （4）失語検査（SLTA）

①聴く：聴覚的言語理解は0％。②話す：自発話および復唱は0％。音読も0％。③読む：読解は，単語（漢字・仮名）では100％，短文では80→100％，書字命令に従うでは50→70％。④書く：漢字単語では60→100％，仮名単語では0→100％，文レベルでは失文法があり0→20％。書き取りは0％。

本症例は聴覚失認による重度の語音認知障害に加えて，自発語はほとんどなく，復唱や音読時には著しい音韻変化がみられ，発語失行様の音の探索行動が著明であった。なお，語健忘および内言語障害は軽度であり，単語・短文レベルの読解および単語レベルの書字は可能であった。

## 3　経　過

聴覚失認ケースへのコミュニケーション支援[6]については，個々のケースに残存する言語能力や聴覚認知障害の程度に応じて，聴覚的言語理解障害をどのような手段で補うことができるかを見極め，代償手段を構築していく必要がある。聴覚認知ケースで障害が限局されている例では，日常会話の聴覚的言語理解を補うため口形情報（視覚）と聴覚情報の併用での読話訓練を行っている。しかし，本例では，読話が苦手で読話の訓練効果がみられなかったため，筆談を主体に身振りや簡単な手話を併用してコミュニケーション支援を行った。

言語表出手段においては，聴覚失認例では失語がないか軽度であれば発話可能であり，発話が困難な例では書字表現で，発話・書字ともに困難な例は，文字盤指し，身振り，手話，発声などの手段を用いている。本ケースでは，発語の練習を行っても，聴覚的フィードバックが効かないため適切な発語が難しく，主たる表現手段が筆談であったため，書字練習を継続して行った。単語や短文の書字では訓練効果（SLTAの成績参照）がみられたが，文章で自分の考えや感想などを表現するまでには至らなかった。聴覚失認ケースでは，それぞれに可能な能力に応じた手段を用いて，コミュニケーションができるようにする支援が必要である。

## 4　考察・まとめ

聴覚の認知障害には，語音の認知障害，環境音失認，失音楽があり，損傷側や損傷部位により，それぞれが単独で現れたり，複数合併して現れたりする。聴覚失認の評価は，適切な複数の検査を組み合わて行う必要がある。広義の聴覚失認のように重度の語音認知障害が生じると，日常のコミュニケーションに支障をきたすことになり，個々のケースに残存する言語能力や聴覚認知障害の程度に応じて，読話や筆談などの代償手段を構築していくコミュニケーション促進支援が必要である。不明瞭なわずかな聴覚情報しか受容できない例でも，残存する聴覚に口形，絵，文字など視覚情報を併用すれば，

語音の理解が向上する可能性がある．特に，有意味単語の認知では，top down 処理が働き，脳に記憶されていた語彙のなかから，聴覚と視覚の統合によって認知が促進されると考えられる．

また，非言語音である環境音や音楽の認知障害が加わると，かつての有意味音が"雑音"のようにしか認知できなくなる．環境音の認知は日常生活に際して，状況・場面の理解に重要なものであるが，研究報告が少なく，不明な点が多い．しかし，非言語音にも視覚情報を補うことにより，限られた範囲ではあるが，その音を推測しやすくなり，ある程度 QOL 改善を図ることが可能性であると思われる．特に 60 歳以降の高齢の聴覚失認例では，視覚情報を明るい空間ではっきりと示す配慮が大切と思われる．

### 引用文献

1）進藤美津子：聴覚失認のリハビリテーション．Clinical Rehabilitation 別冊，高次脳機能障害のリハビリテーション Ver.2（江藤文夫ほか編），pp.295-298，2004．
2）進藤美津子，加我君孝，田中美郷：左右の側頭葉聴覚領野損傷による聴覚失認の1例．脳神経 33，pp.139-147，1981．
3）加我君孝，中村雅子：両側聴皮質・聴放線障害．中枢性聴覚障害の基礎と臨床（加我君孝編），pp.80-89，金原出版，2000．
4）進藤美津子，加我君孝：両側側頭葉聴覚皮質／聴放線損傷例における純音聴力閾値の経時的変化について．Audiology Japan 40(5)，pp.279-280，1997．
5）加我君孝，進藤美津子，杉下守弘：聴覚伝導路の損傷と語音および環境音認知．電子通信学会資料集，pp.86-99，1987．
6）進藤美津子：語聾・聴覚失認のリハビリテーション．中枢性聴覚障害の基礎と臨床（加我君孝編），pp.119-122，金原出版，2000．

# 症例 4　アルツハイマー病患者に対する集団認知リハビリテーションにおける遂行機能への介入

遂　行

## 1　症例基本情報

> **基本情報**
> 70歳代女性，脳血管障害を伴うアルツハイマー病
> 教育歴：中学校卒　　　職歴：農業
> 家族構成と居住：息子夫婦，孫2人と同居
> 趣味は，手芸，カラオケ，ヨガ。

### 1）現病歴

　X-8年頃より，もの忘れが出現したが，本人の自覚はなかった。X-7年病院を初診し，画像検査を受けた。SPECT[*1]では後部帯状回，両側頭頂葉の脳血流の低下がみられ，MRIでは両側側頭脳室周辺深部白質，基底核，前頭葉皮質下に梗塞巣を認め，軽度認知機能障害（mild cognitive impairment：MCI）あるいはごく軽度の脳血管障害を伴ったアルツハイマー病と診断された。日常生活では遂行機能，意欲の低下，無関心を認めた。X-6年，農作物の栽培計画が困難になり，薬を飲み忘れたり，物を置き忘れて探し回ったり，妄想が認められるようになった。この時期より認知リハビリテーションを開始した。X-1年，易怒性が増した。

### 2）現在の生活状況

　食事を1日に4回以上してしまうことがあった。意思疎通困難，もの忘れや遂行機能障害が原因と考えられるトラブルが多くなった。現在は，短期入所生活介護を利用し，自宅よりも施設での生活時間が長くなっている。

## 2　評　価

　いずれの検査時においても，視覚や聴覚など末梢の感覚障害により課題の実施が困難になることはなかった。神経心理学的評価として，MMSE（Mini Mental State Examination），レーブン色彩マトリックス検査（RCPM），仮名拾いテスト，言語流

---

[*1] SPECT（single photon emission computed tomography，単一光子放射断層撮影）：CTやMRIなどは脳の形態を描出する画像であるが，SPECTは局所脳循環を測定することによって脳の機能をとらえる画像である。

暢性テスト Category, Letter, Rey's Auditory Verbal Learning Test, Frontal Assessment Battery (FAB), Behavioural Assessment of the Dysexecutive Syndrome (BADS) を定期的に実施した。**表1**に，MMSE，RCPM，FAB，BADS の結果を示す。

また，生活健忘チェックリストや Dysexecutive Questionnaire (DEX) などの日常生活における記憶と遂行機能に関する質問紙の結果をみると，本人と家族の間で障害の認識に差が認められた。

表1 各病期における神経心理学的検査の結果

| 検査名／総得点 | X－7年 | X－6年 | X－5年 | X－3年 | X－1年 |
|---|---|---|---|---|---|
| MMSE/30 | 24 | 23 | 27 | 26 | 23 |
| RCPM/36 | 25 | 25 | 27 | 27 | 23 |
| FAB/18 | 11 | 15 | 17 | 未実施 | 未実施 |
| BADS（総プロフィール点/24，全般的区分） | 未実施 | 未実施 | 16，平均 | 11，境界域 | 未実施 |

## 3　目標と訓練プログラム

X－6年よりX－5年まで個別訓練により認知リハビリテーション[*1]を実施した。X－5年から集団訓練を実施した。

### 1）集団訓練における目標

残存機能を活用し生活における本人ならびに家族の不安を軽減するために，以下の目標を設定した。

〈長期目標〉
① 脳の賦活化により現状を維持する。
② 行動・心理症状（BPSD）[*2]を安定させる。
③ 訓練や生活での意欲を高める。

〈短期目標〉
① 主に遂行機能や記憶に焦点を当てながら，さまざまな認知機能を包括的に含む課題を行い，課題や他者に関心を向ける。
② 家族同士も情報交換を通して交流する。
③ 可能な範囲で，自宅課題として注意機能のドリル課題を実施する（実施初期のみ）。

---

[*1] 認知リハビリテーション：脳損傷患者の高次脳機能障害に対する機能回復や活動制限の軽減などを目指すリハビリテーションをいう。
[*2] 行動・心理症状（behavioral and psychological symptoms of dementia：BPSD）：周辺症状ともいう。認知症の症状のうち，記憶や遂行機能などの認知機能障害を中核症状といい，興奮や抑うつ，徘徊などの行動障害をいう。

## 2）訓練プログラム

言語・視空間認知・計算・記憶・遂行で構成された各認知機能を用いた包括的な内容を，集団認知リハビリテーション[1]として実施した。特に遂行機能における目標の設定，計画，実行，監視などは，試行錯誤をしなくてもすむように段階的にヒントを提示しつつ，自立的に問題を解決することを目指した（表2に具体例を示す）。

訓練形態は，参加者5名程度（主にアルツハイマー病，重症度は中等度，重度），言語聴覚士2名で月1回実施した。

**表2 遂行機能に焦点を当てた課題の一例**

| クリスマスリースを作る |
| --- |
| ① 筒状に丸めた新聞を芯にしてアルミホイルを巻きつける |
| ② 円状に形作る |
| ③ 机に置いた飾りの数を数える |
| ④ 指示した飾りを取り上げ，円状のアルミホイルの上に貼りつける |
| ⑤ リボンをつけて完成させる |

- 最初にホワイトボードに課題の内容を書き，完成物を見せる。
- 手順を視覚的に提示し，一緒に読み上げながら，一段階ずつ実行する。
- 中・重度症例には，付き添って一緒に行動を示しながら，実行を促す。
- 完成したリースを互いに披露し，クリスマスあるいは冬について回想し，話す。

# 4　経過

各課題に意欲をもって取り組むことができ，他の参加者への自発的なコミュニケーションがみられ，課題実施に難渋する参加者を手助けするなど，他者にも関心をもつことができた。家族も他の参加者の家族と交流を行った。病期の進行とともに認知機能は低下し，BPSDによるトラブルも増加してきているが，集団訓練に参加することを拒否することはなかった。

# 5　考察・まとめ

遂行機能は目標の設定，立案，実行，修正などの機能で，特に前頭葉−皮質下回路[*1]が重要とされている[2,3]。また，遂行機能は抑制，更新，シフトという構造でとらえることがあるが，このうち更新はワーキングメモリ[*2]（working memory：WM）の機能と近いとされている[4]。WMと認知症の脳循環動態の関連を検討したところ，WMの成績が良好な群は視床や被殻などの皮質下の局所脳血流が高い可能性が示された[5]。さらに遂行機能の訓練では，最も問題となる部分から介入するよりもより基本的な水準，つま

---

[*1] 前頭葉-皮質下回路：遂行機能には，前頭前野背外側部と尾状核，レンズ核，視床などの皮質下のネットワークが重要とされている。
[*2] ワーキングメモリ：情報を保持しながら処理するアクティブな機能で，言語理解や論理的思考，計算など複雑な認知課題を遂行する際に必要となる。

り多くの事柄を保持しながら遂行するというWMに介入する方が有効であるとされる[6]ことからも，WMを賦活化する課題や，WMと関連の深い注意機能を高める課題を実施することは認知症の認知リハビリテーションにおいても意義深いと考える。ところで，遂行機能の認知リハビリテーションでは言語的強化のみでは不十分で，報酬を与えることが重要ともされている[6]。作業過程を通じて，作業することだけではなく，完成した作品を持ち帰ることは報酬に近い動機づけをもたらし，さらに集団での他者とのコミュニケーションを通じて，自己制御ができると推察した。

　集団による認知リハビリテーション介入開始後，最近になるまで記憶や遂行機能など中核症状の顕著な改善は認められないが，数年間にわたって大きな低下はなく機能を保つことができたと考えられた。また訓練を通して意欲や関心をもつこともできた。脳活性化による生活能力を維持するための原則[7]に基づき，快刺激を得て，他者とコミュニケーションをもちながら，役割と生きがいを賦与できるような構成を心がけた。本症例は集団訓練への参加を拒むことなく参加し，他者と有意義な時間を提供できたと思われ，多くはないものの日常生活における行動変化をもたらす[1]ことができたと考えた。通院の都合により集団認知リハビリテーションの頻度は本症例においては少なかったが，評価や観察に基づき残存機能を的確に把握し，適切な介入方法を見極めたことが，症例が拒否をせず定期的に参加したことにつながったと考えられた。また，そのために専門職が集団認知リハビリテーションに関与することが重要であると考える。

### 引用文献

1) 飯干紀代子，稲益由紀子，尾堂友予ほか：認知症者に対する集団での胞核的認知訓練の効果— MMSE（Mini Mental State Examination）の下位項目による分析．高次脳機能研究 29(4)，pp.426-433，2009.
2) Lezak MD：The problem of assessing executive functions. Int J Psychol, 17(1), pp.281-297, 1982.
3) Koziol LF, Budding DE（岩田まな監訳）：認知を支える皮質下機能—神経心理学的評価からの啓示．pp.25-59，青山社，2014.
4) Miyake A, Friedman NP, Emerson MJ, et al：The unity and diversity of executive functions and their contributions to complex "frontal lobe" tasks；a latent variable analysis. Cogn Psychol 41(1), pp.49-100, 2000.
5) 吉村貴子，苧阪満里子，前島伸一郎ほか：もの忘れ高齢者のリーディングスパンと局所脳血流の特徴．生理心理学と精神生理学 28(3)，pp.199-208，2010.
6) Burgess PW, Robertson IH：Principles of frontal lobe function, Stuss DT, Knight RT（eds），pp.557-572, Oxford University Press, 2002／種村純：遂行機能障害のリハビリテーション．Brain Medical 20(4)，pp.13-18, 2008.
7) 日本神経学会：認知症への対応・治療の原則と選択肢．認知症疾患治療ガイドライン，pp.74-77，医学書院，2010.

# 第7章 嚥下障害

# 障害の概説・評価と支援のポイント

## 1　高齢者と摂食・嚥下

わが国における2010年の死因において肺炎は第4位であり，65歳以上の高齢者に多い。また肺炎で入院した患者のうち，6割が嚥下性肺炎といわれる[1]。高齢者が入院する施設においては摂食・嚥下障害者の割合が高く，高齢社会の進展とともに摂食・嚥下障害へのアプローチはますます重要性を増している。

### 1）加齢に伴う摂食・嚥下機能の低下

加齢により，喉頭の下垂，摂食・嚥下器官の筋力や運動機能の低下，口腔感覚の鈍化，認知機能低下など多様な側面に変化が認められ，高齢者は摂食・嚥下において不利な状態にある（表1）。なお，高齢者の筋力低下については不活発な活動によるものか，生理的な加齢によるものかを判断するのは難しい。近年では加齢性筋肉減少症（サルコペニア）の関連性も注目されている。また，慢性疾患に罹患している可能性が高く，薬の服用も多い。薬の副作用として運動機能への影響や口腔乾燥など摂食・嚥下に悪影響を及ぼす恐れがある。さらに，高齢者は身体的予備能が少ないため，安静状態など些細なことがきっかけで廃用を生じやすく，認知機能も低下しやすい。

### 2）摂食・嚥下障害の原因と主な症状・問題点

摂食・嚥下障害の原因は脳血管障害によるものが最も多く，その合併率は，発症後3日以内では，42～67％に上るといわれる[2]。ほかに神経・筋疾患，呼吸器疾患，歯牙の欠損，精神・心理的問題による拒食，安静に伴う廃用などがあげられる。

高齢者における特徴は摂食・嚥下機能の低下を反映し，食思不振，水分でのむせ，硬いものが苦手，飲み込みにくいなどで，嚥下性肺炎，低栄養や脱水などを生じやすい。また，これらが要因となりさらに食思不振につながるといった悪循環に陥りやすい。

表1　加齢による摂食・嚥下障害

- 認知症や興味の減退→摂取量の低下
- 口腔内乾燥傾向（老化または内服薬の影響）
- 歯牙の喪失や義歯の装着（不適合）
- 筋力の低下・筋体積の減少
- 喉頭の下降
- 頸椎の変形・可動域の減少
  - 骨棘食道の後方からの圧迫
  - 円背による姿勢の変化
- 神経系の老化による反射閾値の上昇と遅延
- 食道入口部開大持続時間の短縮
- 予備能の低下
  - 1回の検査では若年者に近いが，繰り返し負荷・複雑負荷では障害が顕在化する
- 脳・神経・筋疾患の既往
- 内服薬

（藤谷順子：加齢性変化と摂食・嚥下障害の基礎．老年精神医学雑誌 20(12)，pp.1345-1351，2009より引用改変）

## 2 摂食・嚥下機能の評価

評価はカルテなどの記録からの情報収集のほか，摂食状況の観察や問診，スクリーニング検査，詳細検査（VF検査，VE検査など）により行う。また発声発語器官の機能，高次脳機能，義歯・咬合，口腔衛生，呼吸状態，姿勢保持など摂食・嚥下に関係する諸機能についても高齢者の特徴を踏まえて広く収集する。

摂食場面における観察ポイントを**表2**に示す。そのほか高齢者においては大熊ら[3]の摂食・嚥下障害の質問紙による評価も実用的である。

スクリーニング検査では患者が指示に従え，検査に協力的で積極的に取りくんでくれることが必要で，意識レベルの低下や認知機能の低下した患者では検査の正確性に欠けやすい。特に不顕性誤嚥の確認は困難であり，評定点をクリアしても摂食・嚥下の安全性が確認されたわけではないので，訓練開始にあたってはこの点を十分に注意する。

表2　食事場面の観察ポイント

| 主な観察・着目ポイント | 考えられる病態の例 |
|---|---|
| 食べようとしない | 食事への関心低下，食思不振，発動性の低下など |
| 食物を見つけられない | 食物の認知不良（半側空間無視，視覚失認，注意障害など） |
| 食事に集中できない | 注意障害，半側空間無視など |
| 食物のつめ込み | 注意障害，咽頭への食塊移送の障害 |
| 口に食物をためこんだままで中止 | 意識障害，認知症などによる先行期障害，食思不良など |
| 一口量が多い，食べ方が早い | 食習慣，摂食ペーシングの障害 |
| 食事時間が長い | 食思不良，疲労，摂食・嚥下機能の低下 |
| 摂取量が少ない | 食思不良，摂食・嚥下機能の低下など |
| 流涎 | 口唇の麻痺・感覚低下，嚥下機能の低下 |
| 口唇からのこぼれ | 口唇の麻痺・感覚低下 |
| 飲み込みに時間がかかる | 食塊形成不良，咽頭への食塊移送の障害，嚥下反射惹起不全 |
| 咀嚼できない／しない | 咀嚼筋の麻痺，義歯不適合，う歯，食思不良 |
| 口腔内への残留 | 食塊形成不良，舌口蓋接触不良，咽頭への食塊移送の障害 |
| 顎を上げて飲み込む | 咽頭への食塊移送の障害 |
| 顎を出して飲み込む | 食道入口部の開大不全 |
| 食物の鼻孔からの漏出 | 鼻咽腔閉鎖機能不全（軟口蓋麻痺） |
| むせ・咳の有無 | 喉頭侵入，誤嚥 |
| 声質の変化 | 喉頭侵入，誤嚥，咽頭残留 |
| 摂食姿勢の崩れ | 座位保持不良 |

## 3 支援のポイント

高齢者への摂食・嚥下アプローチでは食べないといった場面に遭遇することが多い。このような場合に，その原因を考察することなく，直ちに介助による摂食に切り替え

る，食物形態を変更するといった安易な対応は慎むべきである．場当たり的な対応は，患者の摂食・嚥下機能や自食能力の低下に結びつく可能性がある．まずは患者の状態を観察，分析し，摂食自立の視点から対策を立案することが望ましい．

　支援における基本的な着眼点は，①廃用症候群の防止，②栄養状態の確保，③摂食環境・方法の整備などで，そのための摂食・嚥下訓練と指導・支援を行う．訓練では基礎的訓練に終始せず，安全性を見極めた上で摂食訓練も行うことが望ましい．

　廃用症候群は生活不活発病ともいわれ，多彩な症状は摂食・嚥下にも直接的・間接的に影響を及ぼす．安静状態からの早期離脱，活動性の向上を促すとともに患者の病態に合わせた基礎的訓練を行う．頭部挙上訓練など負荷を伴う訓練を行う場合は，血圧や心臓病などの疾患に注意し，負荷量について医師の判断を仰ぐ．なお，これらのアプローチを行うためにも活動可能な栄養状態を保つ必要がある．

　高齢者は低栄養状態にあることが少なくない[4]．低栄養状態は体力や免疫力低下とともに食思不振につながりやすい．また食べる行為によって食欲向上や認知機能を含めた諸機能の賦活効果が期待できると考えられるので[5]，経口摂取の安全性が担保できる場合は摂食訓練も実施する．咀嚼力・咽頭への送り込みなど摂食・嚥下能力に合わせた食物形態の設定のほか，味覚の低下を補う食味（濃い味など）と温度（冷たいなど），嗜好物の提供などの工夫により経口摂取を促す．摂食量は状態に合わせて段階的に増やす．

　認知機能が低下している場合は，食事に集中できる環境設定としてドアやカーテンを閉めるなどの対策が有効である．そのほか，認知機能面への働きかけでは，嗅覚，視覚，味覚などの感覚入力の活用があげられる．摂食介助時には，まず視線を合わせての声かけや食物を見せる，匂いを嗅いでもらう，口唇への味覚刺激などを行い，食べることへの意識化を促す．操作しやすい食器やスプーンなどの食具の選択は低下した機能を補い，安定した動作に役立つ．そのほか高齢者では個別性にも留意した対応が求められる．


### 引用文献

1) Teramoto S, Fukuchi Y, Sasaki H, et al：High incidence of aspiration pneumonia in community and hospital；acquired pneumonia in hospitalized patients：a multicenter, prospective study in Japan. J Am Geriatr Soc 56, pp.577-579, 2008.
2) 高橋秀寿：脳卒中急性期の摂食機能療法．臨床リハ 20(2), pp.127-132, 2011.
3) 大熊るり，藤島一郎ほか：摂食・嚥下障害スクリーニングのための質問紙の開発．日摂食嚥下リハ会誌 6(1), pp.3-8, 2002.
4) 才藤栄一（研究代表者）：摂食・嚥下障害の臨床的重症度分類を用いた摂食・嚥下障害患者の分布，重症度調査．（独立行政法人国立長寿医療研究センター：平成23年度 老人保健事業推進費等補助金　老人保健健康増進等事業　摂食嚥下障害に係る調査研究事業報告書），p.10, 2013.
5) 渡辺いづみ，長谷川賢一ほか：摂食嚥下障害者の訓練による嚥下病態の変化．全日本病院協会雑誌 14(2), pp.747-748, 2003.

嚥下訓練効果の得られた症例

# 症例 1　入院早期から退院先を見据えた目標設定とチームアプローチ

## 1　症例基礎情報

**基本情報**
60歳代男性，脳梗塞による摂食嚥下障害
職歴：団体職員
家族構成と居住：一軒屋に独居。妻とは別居，娘は県内外で生活
趣味は野球。

### 1）既往歴・現病歴
#### （1）既往歴
　糖尿病，高血圧について10年前より指摘されていたが未治療であった。
#### （2）現病歴
　買い物中に右上下肢の筋力低下を発症，A病院にて脳梗塞（左中大脳動脈領域）と診断された。発症2病日より右不全麻痺が進行して完全麻痺となる。6病日には橋左側に新たな梗塞を認めた。
#### （3）画像所見
　左大脳基底核～放線冠にかけてと橋左側に高信号域を認める（図1）。

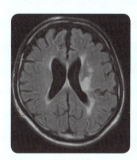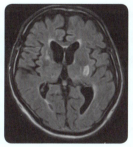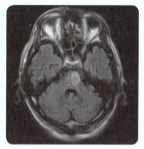

図1　MRI所見

## 2 評価

### 1）神経学的所見

意識レベル（JCS Ⅰ～Ⅱ），右片麻痺（Brs. Ⅰ-Ⅰ-Ⅰ），座位バランス低下（後方へのつっぱり，右側への姿勢の崩れ），股関節屈曲制限，体幹・下肢筋力の低下を認める。ADLは全介助。観念失行，注意障害を認める。

### 2）音声言語機能

ブローカ失語症の疑い，運動障害性構音障害の疑い。

言語の聴覚的理解はおおむね良好と思われたが，発話はほとんど認められず，応答はうなずきによる反応で失語症の存在が疑われた。質問に対する反応から状況判断は保たれていると思われた。口腔器官の運動は全体に拙劣で，挺舌や開口は何とか可能であったが，舌尖の左右口角への運動は困難であった。まったく発話がみられないため発声発語機能についても確認できなかった。

### 3）摂食嚥下機能

#### （1）スクリーニング検査

摂食嚥下機能に関しては，口腔内は無歯顎状態で，舌苔による汚染あり，痰がらみの咳が聴取された。アイス棒による嚥下誘発刺激では反射に遅延があるものの，喉頭挙上は良好であった。藤島の嚥下グレードは2であった。

#### （2）嚥下内視鏡検査

発症より1か月半後，本格的な摂食訓練の可否検討を目的に嚥下内視鏡検査（VE）を実施。検査条件はベッドアップ30°で，ゼリー，ペースト，全粥，極刻みとろみの副食により行った。結果は嚥下運動のダイナミックさに軽度～中等度の低下があり，唾液の貯留，ごく少量の喉頭侵入と喉頭蓋谷に中等度の残留を認めるものの，基本的嚥下機能は保たれ，誤嚥の危険性は少ないと判断された（図2）。

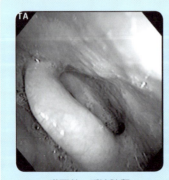
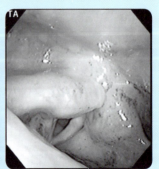

嚥下前：唾液貯留　　　嚥下後：喉頭侵入・残留

図2　嚥下内視鏡検査所見

## 3 目標と訓練・支援プログラム

### 1) 目 標

　症例は独居のため自宅への退院は困難な状況にあること，退院先施設の選定には経口摂取の可否が影響することから，本人が希望する退院先施設の摂食嚥下障害に対する対応状況を見据えた目標設定を行った．

〈長期目標〉

　施設の対応状況，全身状態が安定せず廃用状態であったこと，無歯顎であること，義歯を持っていないことなどから転院までに達成する目標として，介助量少なく，車いす座位で嚥下食3（全粥，副食ミキサー）の3食自力摂食，水分はとろみ水を設定した．

〈短期目標〉

① 摂食嚥下機能の改善（摂食ペーシングなど含む）
② 座位バランス向上
③ 食具操作の改善

### 2) 訓練・支援プログラム

#### （1）基礎的訓練

　全身状態が不良で抵抗運動を伴う手技を用いることが難しいため，訓練は，①のどのアイスマッサージ，②大きな開口の促し[1]（舌骨上筋群の筋力向上を期待），③空嚥下の促しや嚥下反射促通手技などによる喉頭挙上運動，④舌や口腔周囲筋への軽い抵抗運動（挺舌や舌背挙上）などを適宜組み合わせて実施した．

#### （2）摂食訓練

　症例は注意障害を合併しており環境刺激による集中力の低下，摂食ペーシングが問題となった．摂食環境の設定については病室での摂食やカーテンで仕切るなど諸条件を比較したが，結果に大きな違いがなかったため，将来的に食事の場となる食堂で訓練を実施することにした．ただし，症例は視覚刺激の影響を受けやすいためテレビに背を向けた状態で着座し，視野に人の姿が入らない場所で行った．訓練では，①姿勢保持を含む摂食環境の設定，②段階的摂食訓練，③摂食ペーシングと啜り食べの抑制，④食具の操作訓練を中心に行った．

#### （3）チームアプローチ

　本症例は廃用による機能低下のほか，観念失行，左手でのスプーン操作拙劣，座位バランス低下，股関節屈曲制限など摂食嚥下に不利な障害を伴っていた．転院希望の療養病棟は摂食嚥下障害への介入が少ないとの情報から，経口摂取のためには食事時の介助量軽減と誰でも設定可能な摂食環境（姿勢含む）の検討が必要と考えられた．そこで本症例を担当する言語聴覚士（ST）・作業療法士（OT）・理学療法士（PT）が協力して具体的アプローチを決定するとともに，緊密に連携し取り組んだ．

　まず，専門的介入を必要としない自立的な摂食機能の獲得，代償手段の積極的活用，病棟スタッフが実施可能な摂食姿勢などの検討をポイントにアプローチを立案した（表1）．アプローチ内容の決定や役割分担の調整は，摂食場面に言語聴覚士，OT，PT

表1 食事（動作・行為）に関する病態とアプローチ

| | 症状 | アプローチ |
|---|---|---|
| ST | ・摂食嚥下機能全般の低下<br>　唾液の貯留<br>　微量の喉頭侵入<br>　喉頭蓋谷への中等度残留<br>・食事への意欲あり | ・基礎的訓練（開口，アイスマッサージ，空嚥下，舌への抵抗運動など）<br>・摂食訓練（ペーシング調整含む）<br>・食形態の検討<br>・食事回数の検討 |
| OT | ・左上肢筋トーン亢進<br>・左手でのスプーン操作拙劣<br>・観念失行<br>・注意障害 | ・自助具の検討<br>・食事動作訓練（失行症）<br>・食事場所の検討 |
| PT | ・座位バランスの低下<br>　⇒後方へのつっぱり<br>　⇒右側への崩れ<br>　⇒体幹・下肢筋力低下<br>・股関節の屈曲制限 | ・座位バランス訓練<br>・立位訓練<br>・ポジショニング<br>　車いすフットレスト調整<br>　座面に滑り止め，右殿部へタオル，背クッションを入れるなど） |

の3職種が同時に介入し，それぞれの専門的視点から問題点の洗い出しと介入方法などを検討した。アプローチ内容と役割分担は，身体機能はPT，OT間で検討し，自力摂取方法や食事場所については言語聴覚士・OT間で検討した。また，スタッフは同じ病棟担当であるため，訓練記録作成の合間などに訓練結果や問題点について随時情報交換し，問題点があれば専門的な対応の依頼を行った。さらに，主治医，担当看護師へ訓練状況をフィードバックし，病棟スタッフでも実施可能な対処法になっているかなどの確認と検討を行った。

## 4　経　過

発症より1か月間は全身状態が安定せず，PT，OTによる呼吸リハビリテーションやROM訓練などベッド上での訓練が中心であった。その後，意識状態もJCS I～II桁前半としだいに改善してきたため，約1か月後に言語聴覚療法処方が追加された。

発症より1か月半後に実施した嚥下内視鏡検査から基本的嚥下機能は保たれていると判断されたため半分量の嚥下食2（全粥100g，副食ミキサー少量）を昼のみ行う条件で摂食訓練を開始した。

その後，発熱，CRPおよびWBCが上昇し，誤嚥性肺炎が疑われたため絶食となった。また，慢性的な下痢などにより離床が進まず，廃用の進行を認めたため，胃瘻による栄養法を優先することになった。胃瘻造設から約2週間後，全身状態，意識状態が改善したためフードテストを実施した。結果はプロフィール4で，摂食訓練を再開した。

VEなどの結果を踏まえ，段階的に摂食訓練を実施した（表2）。また，訓練時には基礎的訓練の一部も実施した。以下に摂食訓練の内容と経過を示す。なお，1日3食摂食可能となるまでは胃瘻による栄養法を用いた。

表2 摂食訓練経過（胃瘻造設後）

|  | 1週目 | 2週〜3週目 | 4週目 | 5週目 |
| --- | --- | --- | --- | --- |
| 姿勢 | ベッドアップ45° | 車いす | 車いす | 車いす |
| 嚥下食 | ゼリー | 嚥下食2 | 嚥下食3 | 嚥下食3 |
| 摂食量 | 1/2〜全量 | 少量→全量 | 全量 | 全量 |
| 回数 | 昼のみ1回 | 昼のみ1回 | 昼のみ1回 | 朝・昼・夕 |
| 摂食方法 | 介助 | 自力→介助 | 自力 | 自力 |
| 栄養法 | 胃瘻 | 胃瘻 | 胃瘻併用 | 経口摂取 |
| 状態対処 | ・啜り食べでむせ<br>・食思良好<br>・奥舌介助，丸のみで対処 | ・啜り食べ＋，ペーシング障害＋など<br>・時にむせ＋，後半は介助 | ・食事時間の延長<br>・後半は疲労で時にむせ＋ | ・ペーシング障害，体幹ポジショニング改善などで摂食速度↑で時にむせ＋<br>・ほぼ安定的に摂食可 |

### （1）訓練開始時

1日1回，ベッドアップ45°，介助によるゼリーの摂食から訓練を開始した．拒否なく摂食したが，直後に強いむせが認められた．むせの要因としては注意障害によると思われるせっかちな食べ方や啜り食べが原因と考えられた．ゼリーを奥舌に介助し，丸飲みさせるとむせなく嚥下した．なお，むせによる肺炎は生じなかった．嚥下状態をみながら段階的に姿勢の角度調整を行った．

### （2）1〜3週

訓練開始から約1週間後に，車いす座位，昼のみ嚥下食2（全粥，副食ミキサー少量）の一部介助による少量摂取，水分はとろみ水に条件変更した．自力摂取では時々むせが認められたが，介助ではむせは少なかった．自力摂取でのむせは，股関節屈曲制限による摂食時の体幹運動制限，啜り食べ，摂食ペーシングなどが要因として考えられた．むせは認められるものの摂食意欲は高かった．対応として適切なスプーン（小さいと掻き込み，大きいと啜る）の採用と摂食速度のコントロールを行った．

訓練開始後2週目後半からは同条件での全量摂取を試みる．摂食ペーシング障害による詰め込みやせっかちな摂食行動とむせがみられた．「ゆっくり」などの声かけや言語聴覚士が手を抑えるなどの介入により摂食速度をコントロールし，落ち着いたことを確認してから摂食を再開させるなどの対応を行った．また，摂食後半は疲れがみられ，言語聴覚士が介助することが多かった．

### （3）4週目

摂食速度などに留意しつつ訓練を続け，訓練開始後4週目に食物形態は同じだが，量の多い嚥下食3（全粥，副食ミキサー），昼食のみに変更した．量が増えた分，食事時間も40分に延長し，後半は疲労によると思われるむせが認められることがあった．

### （4）5週目

自力で安定して摂食できるようになってきたことを確認し，訓練開始後5週目に同条件で摂食回数を3食に増やした．時折，詰め込みによるむせが認められたが，約30分

で全量摂取した。その後、体幹ポジショニングの改善に伴い食べやすくなったことから摂食ペースが上昇し、時にむせがみられるもののおおむね安定的に摂食可能な状態となった。

### (5) 転　院

発症より約5か月後、病棟スタッフの見守りのもと設定した条件で3食とも経口摂取可能となった。嚥下グレードは7。おおむね安定した状態での全量摂取が可能で、胃瘻は不用となり、入院当初から希望していた介護療養病院へ転院した。転院先へは、摂食条件やポジショニングについて申し送りを行った（図3）。後日、転院先の施設を訪問し、症例の摂食状況を確認したが、申し送りの条件が守られ、摂食状況も良好であった。

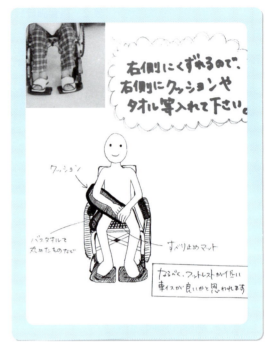

図3　転院先へ情報提供の例

## 5　考察・まとめ

　高齢社会の進展とともに高齢者の一人暮らし世帯が増加し、リハビリテーション医療のあり方にも影を落としている。医学的リハビリテーションを受けた後の転院先が専門職の介入が"少ない"あるいは"ない"環境が生活の場になることも少なくない。そのため高度な専門技術を必要とする介入や介助には限界があり、結果的に医療施設で獲得した機能が活かせないといった事態も起こりうる。

　本症例においても例外ではなく、訓練によって再獲得した経口摂取から胃瘻依存状態に戻る可能性が考えられた。本症例では、入院早期から退院先の対応状況を見据えた目標設定と3職種同時介入などの緊密なチームアプローチが功を奏したと思われる。

　摂食嚥下は多様な機能から成り立っている。したがって、複雑な病態においては言語聴覚士単独でのアプローチには限界がある。効果的で効率的な訓練成果を得るためには、PTやOTを含む他職種との連携が欠かせない。摂食・嚥下リハビリテーションの成否はかかわるスタッフの総合力が鍵である。

### 引用文献

1）和田聡子、戸原玄ほか：食道入口部開大不全に対する開口運動を利用した訓練法の効果. 日本摂食・嚥下リハビリテーション学会誌 14(3), pp.515-515, 2010.

食思不振症例①

## 症例 2　全般的認知機能低下を伴い食思不振を呈した摂食・嚥下障害へのアプローチ

## 1　症例基礎情報

> **基本情報**
> 80歳代男性，脳梗塞による摂食・嚥下障害
> 職業：元大工
> 家族構成と居住：自宅に妻，長男夫婦の4人家族で暮らす
> 趣味はドライブ

### 1）既往歴・現病歴
#### （1）既往歴
　X−10年より糖尿病。その他，高血圧，COPD，心房細動，白内障などがあり加療を受けていた。X−7年には一過性脳虚血発作（TIA）の既往あり。
#### （2）現病歴
　起床時間になっても起きてこないため家族が本人の部屋をのぞいたところ，左半身が麻痺し，動けなくなっていた。意識ももうろうとしていたため救急車を要請し，A病院にて脳梗塞，左硬膜下水腫と診断された。約2か月後，リハビリテーション訓練目的で転院となった。
#### （3）入院時画像所見
　CTにて右中大脳動脈領域および前大脳動脈領域に広範な低吸収域と，両側前頭部および左側頭頂部の extra axial space の拡大が認められた。

## 2　評　価

### 1）入院時評価
#### （1）神経学的所見
　身体機能は左片麻痺（Brs. Ⅱ-Ⅲ-Ⅱ）でADLは全介助。意識レベルはJCS I-2，認知面では見当識障害，記銘力低下，左半側空間無視，感情失禁などが認められた。
#### （2）音声言語機能
　全般的認知機能低下により簡単な指示内容の理解も難しく，表出は単語〜短文レベルで，使用語彙も少なかった。舌麻痺，粗糙性嗄声，運動障害性構音障害を認め，発話明瞭度は2〜3であった。

### （3）摂食・嚥下機能

反復唾液嚥下テスト（RSST）は指示が理解できず実施困難。アイスマッサージによる嚥下誘発刺激では空嚥下の惹起と湿性嗄声がみられた。藤島の嚥下グレードは3。摂食への拒否強く，栄養摂取は前病院で造設した胃瘻を使用。

## 2）嚥下造影検査（入院後3か月経過）

訓練拒否が少なくなってきたことから，経口摂取の可否判断を目的に嚥下造影検査（VF）を実施した。座位，リクライニング車いす50°の条件で試料はゼリーととろみ水で行った。結果は，舌運動はやや緩慢だが，舌口蓋閉鎖は良好で食塊の咽頭移送も可能であった。嚥下反射は軽度遅延していた。また，廃用の影響と思われる嚥下筋力の低下，嚥下運動のダイナミックさの低下がみられた。特に喉頭蓋翻転が不十分で，喉頭蓋谷への残留は必発であった。残留物は反復嚥下2回でクリア可能であった。時に少量の侵入・誤嚥を認めるが，基本的嚥下機能は保たれていると判断された（図1）。

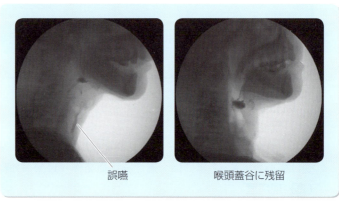

図1　嗜好低下例の嚥下造影検査所見

# 3　目標と訓練・支援プログラム

## 1）目標（摂食嚥下障害）

〈長期目標〉
　①楽しみレベルの経口摂取（主栄養は胃瘻），②経口摂取によるQOL向上
〈短期目標〉
　①摂食意欲の向上，②摂食嚥下機能の改善，③嚥下ゼリーの全量自力摂取

## 2）訓練・支援プログラム

介入当初は経口摂取に向けたアプローチへの拒否が強く，介入困難であったため，まず親和関係の構築と可能な基礎的訓練を行った。摂食訓練は患者の状態に合わせてVF検査を行い，経口摂取の可能性を見極めてから実施した。

### （1）基礎的訓練
　①フリートーク場面を活用した口腔器官の運動
　②喉のアイスマッサージ（嚥下反射の促通と喉頭挙上運動の強化）

③ 果汁による味覚刺激

**（2）摂食訓練（入院3か月後より）**

　摂食訓練はベッドアップ45°，嚥下ゼリーの介助による摂食訓練（1日1回）から開始することにした。また，残留防止の目的から摂食時は複数回嚥下の促しや状況によっては嚥下反射促通手技を用いた。

## 4　経　過

　介入当初は意思疎通が不十分な状態であった。経口摂取に向けたアプローチに対しては拒否が強く，訓練はフリートークによる親和関係の構築と負荷の少ない基礎的訓練から開始することにした。

　入院から3か月経過した頃より訓練への拒否的反応が少なくなってきたことから，摂食の可能性を判断するために嚥下造影検査を実施し，摂食訓練を開始した。

　摂食訓練はゼリーで行っていたが，摂取量にはむらがあり全量摂取することは少なかった。本人から甘いものより，塩辛いものがいいとの訴えがあったためミキサー食の副食小鉢に変更した。その結果，摂食意欲の向上が認められ，全量摂取することが多くなった。訓練当初は食前に吸引が必要で，食後の口腔ケアでむせたりすることも多かったが，摂食訓練開始より約1か月後にはむせが減少し，安定して全量自力摂取可能となった。また，食後に少量のとろみ水を飲むことも可能となった。

　摂食状況から食物形態や，摂食回数の変更を検討したが，「今がちょうどいい」との訴えと摂食量の変動に伴う血糖コントロールの観点から現状どおりとなった。

　退院時の嚥下グレードは4と若干改善した。摂食可能になるに従い表情も豊かになり，食後には「おいしかった」などの発話がみられるようになった。また肯定的な発言が認められるようになり，発話量も増加した。動作介助時も全介助から軽介助となり，介助時には協力動作も認められるようになった。自宅退院が目標であったが，家族間の調整がつかず5か月後C病院療養病棟へ転院となった。

## 5　考察・まとめ

　食思不振にはさまざまな要因が考えられるが，訓練を強要しない，好みの味の提供など対象の状況に合わせた柔軟な臨床的対応が必要と考える。

　高齢社会の進展とともに認知症などによる先行期の摂食嚥下障害への対応が多くなっている。先行期障害で認められることの多い食思不振例では基礎的訓練に終始しがちだが，経口摂取は意識レベルの改善，食欲向上のほか，QOL向上にもかかわる。臨床においては安全性を確保しつつ，経口摂取の可能性を探る姿勢が重要と考える。

食思不振症例②

# 症例 3 全失語を伴い摂食拒否の強い嚥下障害例へのアプローチ

## 1 症例基礎情報

**基本情報**
70歳代男性。脳梗塞による摂食・嚥下障害
職歴：自営業
家族構成と居住：自宅で妻，次男夫婦との三人暮らし
趣味はドライブ・散歩

### 1）既往歴・現病歴
#### （1）既往歴
糖尿病，心筋梗塞。
#### （2）現病歴
X年6月，朝から体調不良であったが病院へは行かずに外出。昼過ぎに帰宅したときには失語症状がみられたためA病院を受診し，脳梗塞の診断を受けた。同年7月にリハビリテーション訓練目的に当院へ転院となった。
#### （3）画像所見
CTにて左中大脳動脈～後大脳動脈領域にかけた広範な低吸収域が認められた。

## 2 評価

### 1）神経学的所見
意識清明で見当識障害なし。右片麻痺（Brs. Ⅱ-Ⅲ-Ⅱ）で，基本動作は全介助，移動は車いすレベル。ADLは一部介助から全介助。注意障害，右半側空間無視が著明に認められ，常時左側を向いている状態であった。

### 2）音声言語機能（全失語疑い）
言語機能の理解・表出共に重度な障害を認め，理解面は言語刺激とジェスチャーなどを加えることで簡単な指示の理解が何とか可能なレベル。表出面は有意味語の表出はみられずジェスチャーも難しい状態で，「あ」などの発声で意思伝達を図ろうとするが推測は困難であった。また，右顔面麻痺や口唇閉鎖，舌運動などに障害を認めた。指示が入らず，拒否もあり運動障害性構音障害の存在については確認できなかった。

### 3）摂食・嚥下機能

　前病院からの情報に基づき，ベッド上での嚥下評価を試みたが拒否が強く認められた。スクリーニング検査は指示が入らないため変法で実施した改訂水飲みテスト（MWST）でプロフィール3，藤島の嚥下グレードは3であった。拒否の原因には全失語による意思疎通困難や状況の理解困難が考えられた。そこで，普段に近い状態での評価を試みた。車いす乗車で嚥下食2（全粥100g，副食ミキサー少量）を拒否なく，自力で食べ始めた。麻痺側からの取りこぼしが認められ，食塊の送り込みはやや緩慢で，時にむせを認めるものの，一口量などに問題は認められなかった。

　その後も同様の方法で摂食を試みた結果，全量摂取までには至らなかったが安定的に摂食が可能であると思われた。

## 3　目標と訓練・支援プログラム

### 1）目　標

　意思疎通は困難であるが，いわゆる摂食・嚥下機能には大きな障害が認められないことから，経口摂食による安定的な栄養確保（水分含む）を目標とした。

〈長期目標〉
　常食の経口による安定的な栄養・水分摂取
〈短期目標〉
　摂食拒否状況の減少

### 2）訓練・支援プログラム

　摂食についての理解促進と補食，送り込み機能の改善，摂食量の増加を目的として以下の訓練を行った。なお，基礎的訓練は拒否が強いため患者の状況をみながら実施した。

- **基礎的訓練**：①顔面・頸部のマッサージ・ストレッチ，②喉のアイスマッサージ
- **摂食訓練**：①環境設定（自然な状況での摂食と無視側への注意），②摂食条件：車いす座位，調整食（主食は全粥，副食はキザミ食），水分はポタージュ状とろみつきを3食自力摂取

## 4　経　過

　ベッド上で行ったスクリーニング検査では拒否状態が認められたが，車いす座位では自力で摂食し，摂食・嚥下機能は麻痺側からの取りこぼしや食塊の送り込みがやや緩慢で，時にむせを認めるものの基本的に摂食・嚥下機能は保たれていると思われた。そこで，患者の拒否状況をみながら基礎的訓練を行うとともに車いす座位，調整食（主食は全粥，副食はキザミ食），水分はとろみつきを3食自力摂取で摂食訓練を開始した。

　入院より2か月後，良好な摂食状態が続いたことから，より常食に近い食物形態とす

べく副食をキザミ食から副食軟菜，水分はとろみなしに変更した。変更後も水分含むむせなどの症状は認められなかった。また，この時期は定時の離床と水分摂取を促していたが，しだいに訴えが通じないことへの苛立ちが目立ち始め，水分摂取を強く拒否するようになった。拒否は日によって変動がみられたため，ベッドサイドに水を置いて様子を観察すると本人のペースで飲水し，水分摂取量は十分な状態であった。

入院後3か月には，理由は不明だが再び摂食や離床などに拒否が強く現れ始めた。特に副食への拒否が強く，主食は介助すれば何とか食べる状態であった。食物形態の工夫や家族に好物の副食を持参してもらうことも試みたが，摂食状況は変わらなかった。さまざまな試みのなかで経腸栄養剤（エンシュア・リキッド® など）の経口摂取状況から甘い物を好む傾向があることにヒントを得て，主食に桜でんぶやきな粉などを振りかけて提供すると，食事が進む様子がみられ，摂取量も増えた。

主食に甘味食品を添加するなどの方法により食思向上を図っていたが，摂食状況は日によって変動があり，食事のみでは十分な栄養確保が難しいと判断された。胃瘻造設は同意が得られず，安定的な栄養確保のために軟飯・軟菜と経腸栄養剤の経口摂取を併用する方針で，入院から5か月後，自宅退院となった。退院時の家族指導では摂食は本人のペースで，好みの食材を加える工夫のほか，傾聴姿勢での対応，意思疎通の図り方などについて指導した。

## 5 考察・まとめ

本症例は自然な状況下では摂食や飲水を自発的に行うことから，摂食拒否の要因には，①全失語による意思疎通困難，②慣れない環境での摂食，③食べ慣れない食物形態，④介助者のペースに合わせた病棟生活，⑤家族関係の不安定さなどが考えられた。特に意思疎通の困難さが最大の要因と思われ，そのため摂食に関する指示やスタッフの療養上のかかわりに対する理解が難しく，これらがストレスとなって拒否につながったと推察される。訴えの理解は難しい状態ではあっても本人主体の生活リズムや特性を見出し，それに合わせた臨床的対応をとることが必要不可欠であることを再認識した。

胃瘻処置後の一部経口摂取症例

症例 4
## 脳血管障害により意識障害，嚥下障害を呈し，胃瘻造設を行った高齢者に対する QOL を目的とした段階的摂食・嚥下訓練

## 1 症例基礎情報

> **基礎情報**
> 80歳代女性，クモ膜下出血，水頭症
> **家族構成と居住**：特別養護老人ホーム入所中，子ども3人
> 趣味は温泉，カラオケで，性格は社交的で話好き

### 1) 現病歴

X-2年クモ膜下出血を発症しA病院に入院。クリッピング術を施行。その後，水頭症，多発性脳梗塞を併発し重度の意識障害を呈す。発症1か月後に水頭症に対しL-Pシャント術[*1]施行。発症2か月後，胃瘻を造設する。その後，リハビリテーション目的にてB病院へ転院。転院時，意識障害（JCS Ⅱ 20〜30），四肢の運動障害があり，ADLは全介助。頸部筋緊張が高く，頭部は後屈し，唾液嚥下困難，むせもみられた。拘縮の進行予防，座位の安定性向上のため上下肢のモビライゼーション[*2]を実施。また，唾液嚥下をスムーズに行えるように，ベッド上のポジショニングにて，姿勢の安定および頸部の伸展防止を行う。口腔ケア，間接的嚥下訓練では，口腔内への刺激に対して強い不快反応を示すようになり開口困難となる。発症9か月目に当特別養護老人ホーム（以下，特老）に入所となる（表1）。

表1 各病院施設での対応

| 施設 | A病院 | B病院 | 特老 |
|---|---|---|---|
| 発症からの経過月数 | 0〜2 | 3〜8 | 9〜16 |
| 主目的 | 疾病治療 | リハビリテーション | 生活拠点（介護含む） |
| 対応内容 | クモ膜下出血OP<br>水頭症OP<br>胃瘻造設 | 運動障害対応（拘縮予防）<br>嚥下障害対応<br>（口腔ケア，間接的嚥下訓練） | 意識障害対応<br>嚥下障害対応（口腔ケア，間接的，直接的嚥下訓練） |

*1 L-Pシャント術：腰椎-腹腔シャント手術。腰椎クモ膜下腔から腹腔へ髄液を導く。
*2 モビライゼーション：関節を物理的に動かし各関節の拘縮と可動域改善を目的とする手技。

## 2）入所後の状況

　入所時，頭部は右に回旋し頸部は伸展，筋緊張が高い。頭部正中位までは徒手的誘導にて可能。傾眠傾向はあるが，体調のよい日は開眼し，職員の声かけに対し時折単語レベルの発話がみられる。入所後，覚醒状態不良となり開眼時間が減少する。抗痙攣薬の服用が原因のひとつと考えられたため，医師と相談し投薬中止し経過を観察する。投薬中止後も痙攣発作はなく，徐々に覚醒状態の改善が認められた。声かけに対して追視や笑顔が出現し，不明瞭ではあるが自発話も認められた。その後，リクライニング機能付きの車いすを使用（水平位から30～45度程度）しての離床が可能となった。また，手を握る，離すなどの簡単な指示に従うことが可能となり，嚥下訓練時に必要な頸部を正中位まで動かすことや顎を自力で若干引くことも可能となった。

## 3）経口摂取に向けての検討

　覚醒状態の改善に伴い，唾液によるむせが軽減した。また，家族からは「何か食べたい」と訴えたとの報告があり，「楽しみ程度でも口から食べさせてほしい」との要望があった。スタッフからも全身状態が安定しており，コミュニケーションがある程度とれることから，経口からの一部摂食が可能ではないかとの提案があった。これらの情報により，経口摂取の可否を検討することとなった。

# 2　評　価

　評価時，声かけによる反応が弱く傾眠傾向であった。頭部は強く右側を向き，四肢の自発的な運動は困難。左右外耳道に耳垢による塞栓が確認された。耳垢の除去により声かけに対しての反応が向上し，簡単な会話が可能となった。口腔内の状態は上下歯ともに無歯，流涎や口腔内の唾液の貯留は認められなかった。口腔ケアは行き届いており，痰の付着や舌苔もなかった。舌に大きな偏位はないが，舌根沈下傾向にあった。舌の左右運動では，右側への動きが左側に比べ速度，可動域ともに若干低下していた。舌突出は口唇まで，反転挙上では舌の反転には至らなかった。また，頸部聴診において唾液の貯留音は認められなかった。

　嚥下評価については，絶飲食の期間を考慮し，段階的水飲み検査[*1]をもとに症例の状態に合わせて行った。理学療法士（PT）からの情報によりベッドアップ45度に設定した。また，頸部後屈が強く筋緊張が高いため，実施前に頸部マッサージを行った。体幹は右に傾く傾向が強いためスポンジやクッションを使用し体幹を安定させた。また，誤嚥防止のために枕を使い，頭部を高く支え顎を引く姿勢をとらせた。シリンジにて1 mLの冷水を動きのよかった口腔左側に注水したところ，注水後すぐに嚥下反射が認められ，頸部聴診においても嚥下音が確認された。嚥下後のむせはなく，咽頭貯留音も確認されなかった。嚥下直後の発声においても湿性嗄声は認められなかった。冷水

---

[*1] 段階的水のみ検査：冷水を1 mL → 2.5 mL → 5 mL → 10 mL → 15 mL，浅型茶碗，湯呑み，コップの順で嚥下させ嚥下機能の評価を行う。途中嚥下困難が生じた場合は中止。

2 mL も同様の結果であった。3 mL では嚥下反射までに時間がかかり，口腔内に貯留している状態であった。その後嚥下するものの，咽頭貯留音が確認された。以上のことから 2 mL 程度の水分の嚥下は可能と考えられた。

## 3 目標と訓練プログラム

### 1）目　標

胃瘻から基本的な栄養を供給しつつ，一部を経口摂取することで食べる喜びを取り戻し，QOL の向上を図ることを基本とし以下の目標を設定した。

〈長期目標〉楽しみとしての一部経口摂取のため，6 か月を目安に
① 毎食小鉢 1 品程度のソフト食[*1] の摂取。
② 経口摂取による QOL の向上。

〈短期目標〉基本的嚥下能力の向上を図るため，1 か月を目安に
① 口腔ケアの充実。
② 経口摂取のための管理（入れ歯の適合，ポジショニングなど）。
③ 嚥下反射の誘発（間接的嚥下訓練）。
④ 少量からの経口摂取。

### 2）プログラムと経過

特老入所時からの対応と食形態，QOL の変化を表 2 に示す。

#### （1）間接的嚥下訓練

入所当初からの積極的な介入があり，口腔内環境は良好であった。また，意識障害への対応も行われ，経口摂取に向けての準備は整っていた（1～4 か月）。

今後，直接的嚥下訓練により，口腔環境が変化することを考え，看護師および介護職と協力し，口腔ケアを充実させた。嚥下反射誘発については，初期評価後にアイス棒を使い，口腔内のアイスマッサージ[*2] を行った。マッサージに伴い唾液の嚥下が認められるが，むせや咽頭貯留も確認されなかった（5 か月 1 週）。

#### （2）水分摂取

初期評価において 2 mL の水分摂取は可能であったが，誤嚥予防のため，最初の 1 週間はアイスマッサージによる唾液の嚥下後のむせや熱発の確認を行った。その結果，問題が認められなかったため，経口から水分を提供することにした。水分の種類は，本人より要望があったためヤクルトを用いた。口腔ケアやアイスマッサージを行った後，介助下にて小スプーン 1/3 量（2 mL 程度）を与えた。むせおよび咽頭貯留もなく，本人より「おいしい，もう少し欲しい」との訴えがあり合計 10 口摂取。摂取後にむせや熱発は認められなかった（5 か月 2～4 週）。

---

[*1] ソフト食：形はあるが，舌などで押しつぶせる硬さで食塊形成が容易であり，口腔内で一定の凝集性があり，咽頭通過時にばらけにくいもの。
[*2] アイス・マッサージ：口腔咽頭冷却刺激。凍らせた綿棒などを利用し，口腔内の前口蓋弓基部を刺激し嚥下を促す。

表2 対応と食形態・QOLの変化

| 入所からの経過月数 | 対応 | 胃瘻 栄養水分 | 経口 ヤクルト | 経口 ソフト食(小鉢)朝 | 経口 ソフト食(小鉢)昼 | 経口 ソフト食(小鉢)夕 | QOLの変化 |
|---|---|---|---|---|---|---|---|
| 1か月 | 意識障害対応口腔ケア | ○ | | | | | |
| 2か月 | 意識障害対応口腔ケア | ○ | | | | | 抗痙攣薬中止により意識障害改善 |
| 3か月 | 意識障害対応口腔ケア | ○ | | | | | |
| 4か月 | | ○ | | | | | 「何か食べたい」との訴えあり |
| 5か月1週 | 初期評価 | 耳垢の除去・摂食姿勢の調整・階的水飲み検査 | | | | | |
| 5か月2〜4週 | アイスマッサージ水分提供 | ○ | ○ | | | | 会話がかみあうようになる |
| 6か月1週 | 二次評価 | フードテスト(一口量の設定・嚥下後の空嚥下を指示) | | | | | |
| 6か月2〜4週 | 水分+ソフト食 | ○ | ○ | | ○ | | 食事時に「おいしい」の発言あり |
| 7か月 | 水分+ソフト食 | ○ | ○ | | ○ | ○ | デザートバイキングに参加 |
| 8か月 | 水分+ソフト食 | ○ | ○ | ○ | ○ | ○ | 意思表示増える,忘年会で歌を歌う |

### (3) 食物摂取

ヤクルトの提供を始めてから1か月で1本(65 mL)を飲みきるまで可能となり,安定した摂取が可能となった。そこで,フードテストによる再評価を行った(6か月1週)。

本人希望のソフト食(豆腐)を用意し,小スプーン1/3量を口腔内へ入れると咀嚼し飲み込むことができた。嚥下後,口腔内を確認すると少量の食物残渣が残っており,再度嚥下を促すと口腔内の残渣は解消された。摂取後に軽い咽頭貯留音が確認されたため,空嚥下を促すと若干時間がかかるが指示にて可能であった。貯留音は空嚥下後解消され,合計3口の摂取が可能であった。今後の方針として,リクライニング車いす座位(45°)でソフト食小鉢1品を本人の体調,覚醒状態を確認し昼食時のみ提供することとした(6か月2〜4週)。

## 4 経過

看護師や介護職員の協力があり,口腔ケアやアイスマッサージによる嚥下反射誘発を進めることができた。水分摂取については熱発などの体調変動に気を配りつつ進めていったが,幸いにも変動なく少量の水分の経口摂取は問題なくできるようになった。また,PTの協力もあり,リクライニング車いすでの座位が安定したことにより,摂食時の姿勢の制御が容易になり,からだに負担の少ない,安全な姿勢で摂食訓練を行うこと

ができた。ソフト食は評価時の3口から徐々に増え，昼食時の小鉢1品は，再評価後1か月でスムーズに完食できるようになった。食事時に「おいしい」などの発話もあり，食事に対する意欲も向上した。小鉢1品が問題なく摂取できるようになったため，夕食時にも追加で提供するようにした。この時期，施設でのデザートバイキングに参加し，自分の食べたいものを選択し，数口食べることもできた。その後の経過も順調に進み，朝・昼・夕の3回提供できるようになった。一部経口摂取が可能になってから，表情が豊かになり，さまざまなことに意欲的になった。また，意思表示も積極的に行い，特老の忘年会企画では歌を歌う様子もみられた。

## 5　考察・まとめ

　入所時，本症例は意識障害が強く，唾液でのむせや頭部後屈，強い筋緊張，胃瘻もあり経口からの摂取は困難と考えられていた。しかし，胃瘻造設に至るまでの経緯の確認，意識障害の改善，嚥下に関しての条件整備などを経て一部経口摂取が可能となった。

　胃瘻処置後の一部経口摂取を考える場合，胃瘻造設に至った原因の精査が大切である。純粋に嚥下障害のため経口からの栄養確保が難しくなり胃瘻を造設した場合，積極的な経口摂取移行は困難を要すると考えられる。しかし，意識障害や摂食拒否[*1]などにより，胃瘻を造設した場合，嚥下障害が主因ではないため，摂食に向けての条件を整えれば一部経口摂取は可能になると考えられる。つまり，胃瘻に至る経緯を把握することによって，経口摂取に向けての計画がより安全に，スムーズに立てられると考えられる。

　また，コミュニケーション能力も訓練時の指示理解はもとより，信頼関係を確立するためにも大切である。本症例も外耳道の耳垢による塞栓除去後は，コミュニケーションが可能となり信頼関係も確立できた。さらに，症例の嗜好にも配慮する必要がある。本人の嗜好に合わせた食品の提供は摂食意欲を高め，訓練意欲にもつながる。そして，訓練段階を上げる場合，性急に段階や量を変えず，熱発などの身体変化を確実に把握し様子をみる期間を十分にとることも高齢者には特に必要である。

　高齢者の摂食・嚥下障害には高齢者特有のさまざまな症状が訓練を妨げている場合が多い。嚥下機能のみにとらわれず，高齢者の特徴をしっかり把握することが経口摂取に向けての大切な条件であると考えられる。

### 参考文献

▶ 清水充子編著：言語聴覚療法シリーズ15 摂食・嚥下障害，建帛社，2004.
▶ 藤島一郎：脳卒中の摂食・嚥下障害，第2版，医歯薬出版，1998.
▶ 金子芳洋監修：摂食・嚥下リハビリテーション，医歯薬出版，2011.
▶ 水野美邦監修：標準神経病学，第2版，医学書院，2012.
▶ 石川齊，武富由雄編著：図解理学療法技術ガイドブック，第3版，文光堂，2007.

---

*1　摂食拒否：嚥下機能の状態にかかわらず経口摂取を拒否する。

# 第8章 音声障害

# 障害の概説・評価と
# 支援のポイント

## 1　障害の概説

　音声障害とは声の基本属性である高さ，強さ，持続，音質の属性のうち1つ以上の属性の異常が，つねにコミュニケーションを妨げたり，否定的な意味で他人の注意を喚起したり，聞き手に何らかの影響を与える場合や，発話者の年齢，性別，社会文化的背景からみて妥当ではない場合をさす[1]。一般に，①声帯の器質的異常に起因する器質的音声障害，②声帯の運動障害に起因する音声障害，③声帯に器質的異常を認めない機能的音声障害の3つに分類される。

　高齢者の音声障害は，耳鼻咽喉科外来を受診した患者の年代別主訴において，後期高年期（75歳以上）で3位，前期高年期（65～74歳）で6位であった[2]とされ，決して少なくない。この高齢者の音声障害は，加齢による生理的な音声の変化，つまり老人性変化による音声障害と，高齢者が罹患しやすい疾患による音声障害の2つに大別される。

### 1）加齢による生理的な音声の変化

　男性では基本周波数が高くなり，声の強さや高さが不安定になってゆらぎが増し，喉頭雑音も増加するが，女性では基本周波数が低くなり不安定になってゆらぎが増し，声の強さや高さは若年者に比べ発声可能な範囲が狭くなる[3]。また，話声位は男性で60歳代まで変化に乏しく，女性は加齢に伴い低下するとされている[4]。これら，喉頭の老化による音声障害は老人性喉頭（presbypohonia）とも呼ばれ，原因として声帯粘膜の変化があげられる。通常，声帯粘膜固有浅層の変化は男女ともに70歳頃まで浮腫状に厚くなるが，男性では70歳以降減少する傾向にあり，その減少が著しい場合，声帯は弓状弛緩し，発声時に大きな紡錘状の声門間隙が生じ（図1），気息性嗄声が出現する[5]。この加齢による音声障害の出現頻度は高齢者の音声障害の約10%程度とされている[6]。

### 2）高齢者が罹患しやすい疾患による音声障害

　声帯が粘膜固有層浅層の浮腫性変化で腫脹をきたす疾患にポリープ様声帯[*1]があり，その出現頻度は男性に比べ60歳以上の女性に多いとされる。また，喉頭癌は50～70歳代の好発年齢のうち，60歳代をピークに，男性で圧倒的に多いとされる[5]。このほか，喉頭麻痺（反回神経麻痺）（図2）は60～70歳代の高齢者において出現頻度が高く，男女比は2：1と男性に多い。また，高齢者には声帯溝症，声帯結核による音声障害や，脳血管障害を中心とした中枢性神経疾患による喉頭の運動障害に起因する音声障害も多

---

*1　ポリープ様声帯：声帯が粘膜固有層浅層の浮腫性変化で腫脹をきたす疾患。

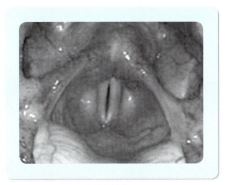

図1　弓状弛緩（発声時）

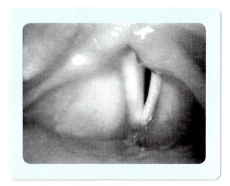

図2　反回神経麻痺（発声時）

くみられる。このうち中枢神経疾患による音声障害は運動障害性構音障害における一連の症状として発現することが多く，dysarthrophonia（運動障害性構音発声障害）と表現されることもある[7]。

## 2　評価のポイント

音声障害の病態の評価は大きく，声帯に関する評価，音声に関する評価，呼気に関する評価の3つの側面から行う。

### 1）声帯に関する評価

間接喉頭鏡や喉頭内視鏡などで声帯病変の有無を目視で観察する。加えて，基本周波数の位相をずらしたストロボ発光を声帯に当て声帯振動をスローモーションのように観察する喉頭ストロボスコピーがあり，いずれも耳鼻咽喉科医が施行する。

### 2）音声に関する評価

声の高さと声の強さの評価，ならびに声の聴覚心理的評価と音響分析があり，これらの評価は主に言語聴覚士（ST）が施行する。

声の高さの評価は，臨床では話声位と生理学的声域をキーボードを用いて聴覚的に判定し，声の強さについては自由会話中の音圧レベルを騒音計で測定する。声の聴覚的評価では声質の異常である嗄声の程度を，GRBAS尺度[8]を用いて，音声の総合的な異常度（G），がらがら声である粗糙性（R），息漏れのあるかすれた声の気息性（B），弱々しい声の無力性（A），喉を詰めて力が入った感じの努力性（S）の各尺度について，正常音声の0から最も異常度が強い3までの4段階で声の聴覚的印象を評価する。このほか，会話音声中の「声の震え」「二重声」「硬起声」「声の翻転」「発話の途切れ」などの特徴があれば適宜記録する。

音響分析では機器を用い，声の基本周波数や振幅のゆらぎ，雑音成分の周波数特性と大きさなどを分析する。また，近年ではVoice Handicap Index（VHI）など，患者自身による自己評価も治療前後で積極的に活用されている。

### 3）呼気に関する評価

発声機能検査機器を用いて発声持続時間，呼気持続時間，発声時呼気流率，声門下圧，喉頭効率などの指標について評価を行う。

## 3　支援のポイント

　明らかな喉頭の腫瘍などの声帯病変や喉頭麻痺などの運動障害がある場合は，音声外科医による外科的治療の対象となるが，保存的治療が選択された場合，炎症に対する薬物治療や言語聴覚士による声の衛生指導や音声治療が行われる。声の衛生指導では，日常生活の発声行動に関する生活指導を行う。音声治療では，患者の病態に応じ，過度の声門閉鎖を緩める訓練，声門閉鎖不全に対して閉鎖を促す訓練，声の高さや大きさに対する訓練など個別の音声症状に働きかける症状別対処訓練や，呼吸，発声，共鳴のすべてに働きかける包括的音声訓練を行う。このうち，高齢者の声門閉鎖を促す訓練として，プッシング法や硬起声発声などの訓練を行うこともあるが，これらの訓練はやり過ぎると，声帯の炎症や過緊張をもたらす恐れがあるため，施行の際にはつねに声帯の状態を確認しながら訓練を進める必要がある。包括的音声訓練では，①喉頭の筋力アップ，②喉頭筋相互のバランス調整，③呼吸の努力とコントロールの改善を目的としたVocal Function Exercise（VFE）による訓練がわが国でも積極的に行われ，その有効性が報告されている[9,10]。

　いずれの治療手段を選択するにあたっても高齢者特有の問題である加齢変化と高齢者に多い疾患による音声障害の病態を正しく評価し，その高齢者の病態に応じた適切な治療方法を選択し，医師と言語聴覚士が連携して評価，治療にあたることが支援のポイントとなる。

#### 引用文献

1）城本修：音声障害と音声治療．日本音響学会誌 61，pp.231-236，2005．
2）杉浦彩子，内田育恵，中島務：高齢者診療の臨床背景―国立長寿医療センター耳鼻咽喉科外来での統計から．日耳鼻 112，pp.534-539，2009．
3）今泉敏：音声音響検査．ENTONI 20，pp.19-23，2002．
4）西尾正輝，新美成二：加齢に伴う話声位の低下．音声言語医学 46，pp.136-144，2005．
5）湯本英二：高齢者における病態生理と対応―高齢者の音声障害．日耳鼻 104，pp.886-889，2001．
6）Kendall K：Presbyphonia；a review. Curr Opin Otolaryngol Head Neck Surg 15, pp.137-140, 2007.
7）廣瀬肇：中枢神経疾患と音声障害．音声言語医学 42，pp.121-128，2001．
8）日本音声言語医学会編：新編声の検査法，pp.239-240，医歯薬出版，2009．
9）岩城忍：発声の加齢変化への対応―言語聴覚士の立場から．日気食会報 64，p.103，2013．
10）井上瞬，渡嘉敷亮二：加齢性・廃用性声帯萎縮に対する音声治療の効果．PT-OT-ST Channel Online Journal 2(4)，p.A1，2013．

音声障害症例

症例 1　加齢による音声障害症例に対する Vocal Function Exercise の原理を用いた音声治療の効果

## 1　症例基礎情報

> **基本情報**
> 70歳代前半男性，声帯萎縮
> 職歴：事務職
> 家族構成と居住：妻と二人暮らし
> 趣味は楽器演奏。

### 1）既往歴および現病歴

　X-7年に拡張型心筋症にて大動脈弁置換術施行。入院中に体重が65 kgから42.3 kgに減少した。X-6年にペースメーカー植込み術施行。以降，2か月に1回近医循環器内科にてペースメーカーを管理中。X-4年より喉の奥の渇き，嗄声を自覚し，近医耳鼻咽喉科を受診するも異常を指摘されず，トローチを処方されたのみであった。以降4年間，自覚症状は不変であったが，老人会で大勢の前で話す際，マイクを使用するにもかかわらず聞き返されるようになるなど，周囲から聞き返されることが徐々に増加した。X年，定期健診のため受診した近医循環器内科でも嗄声を指摘され，音声障害の専門外来を開設している耳鼻咽喉科へ紹介受診となった。

### 2）現在の生活状況

　ADLは完全自立。元来活動的であり，若い頃から登山や楽器演奏など多彩な趣味をもっていた。現在も楽器演奏を継続しているほか，老人会の役員を務めるなど，地域での活動も積極的に行っている。

## 2　評　価

### 1）喉頭内視鏡所見

　両側の声帯に萎縮がみられた。その他の病変は認めなかった。発声時，声門閉鎖不全と軽度の仮声帯内転がみられた[*1]。

---

[*1] 高齢者にみられる声の変化は声帯の老化現象である。男性では本症例のように声帯筋や粘膜の萎縮が起こるといわれている。その結果，喉頭内視鏡所見では声門閉鎖不全がみられることが多く，声は高めになる。女性では逆に声帯が浮腫傾向になり声が低くなることが多い。

## 2）音声に関する評価

聴覚印象評価ではG2R1B2A1S0と，気息性嗄声が顕著であった．最長発声持続時間（MPT）は12秒，話声位172 Hz，声域は下限98 Hz，上限370 Hz，声域23半音であった．音響分析では，ピッチの変動指数を示すPPQ 1.33％，振幅の変動指数を示すAPQ 2.65％，雑音成分と調波成分のエネルギー比を示すNHR 0.12であった．声に関する自覚的評価法であるVoice Handicap Index（VHI）-30は105点であった．

# 3 目標と訓練プログラム

## 1）目 標

これまで行ってきた活動を制限することなく日常生活を送れることを基本として以下の目標を設定した．

〈長期目標〉
① 老人会で聞き返されることなく大勢の前で話ができる．
② 他者との会話がスムーズに行える．

〈短期目標〉
① 少人数での会話が可能となる．
② 家庭内で聞き返されることなく会話ができる．

## 2）プログラム

### （1）声の衛生指導

まず，正常な発声のメカニズムについて喉頭内視鏡検査の録画を用いて説明し，発声に関する理解を促した．次に，現在声が出しにくい理由として，声帯萎縮による声門閉鎖不全のため気息性嗄声が生じていること，さらに声門閉鎖不全により発声時に呼気を浪費してしまうため声が持続できないことを説明した．さらに，本症例に有効であると思われた以下に示す発声訓練の原理とその必要性について説明した．

### （2）発声訓練

発声機能拡張訓練（Vocal Function Exercise：VFE）の原理を用いて発生訓練を施行した[*1]．VFEとは，発声に伴う内喉頭筋の筋力アップと筋相互のバランス調整を目的とした発声訓練であり，以下の4つのステップで成り立っている．

① 発声持続練習
② 音階上昇練習
③ 音階下降練習
④ 特定の高さでの発声持続練習

---

[*1] VFEは，Stemple（1994）らによってプログラム化された発声訓練法であり，その背景には理学療法的な考え方がある．例えば膝の故障の場合，まず膝をギプスなどで固定してしばらく安静を図り，その後膝周囲の筋肉の筋力アップと筋相互のバランス調整，そして歩行訓練へ移行する．音声についても同様にまず声の安静を図り，次に喉頭の筋力アップと筋相互のバランス調整を行い，その結果，効率よく声質のよい音声を出すことができるようになると考えられている[1]．詳細な訓練方法は成書に譲る．

今回は高齢者であることを踏まえ、より容易に練習が継続できることを目的に、本法を簡素化させて①〜③までの練習を8週間行うこととした。

## 4　経過

### 1）喉頭内視鏡所見（図1）

両側の声帯萎縮には変化はみられないが、発声時の声門閉鎖不全は大幅に改善し、仮声帯の内転も消失した。

### 2）音声に関する評価（表1）

聴覚印象評価ではG0R0B0A0S0に改善した。MPTは25秒に延長、話声位220 Hz、声域は下限98 Hz、上限392 Hz、声域24半音であった。音響分析では、PPQ 0.19%、APQ 1.86%、NHR 0.09、VHI-30は27点に改善した。自覚的にも「人から聞き返されなくなった」「声が途切れないで出るようになった」と改善がみられ、老人会でも聞き返されることなく話せるようになった。

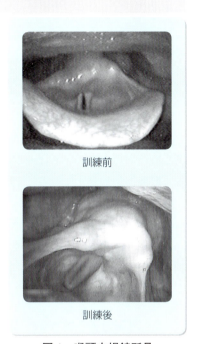

訓練前

訓練後

図1　喉頭内視鏡所見

表1　訓練前後の音声に関する評価

| | 訓練前 | 訓練後 | 高齢者の基準値 |
|---|---|---|---|
| 聴覚印象評価 | G2R1B2A1S0 | G0R0B0A0S0 | — |
| MPT | 12秒 | 25秒 | 15.7秒[*1] |
| 話声位 | 172 Hz | 220 Hz | — |
| 声域下限 | 98 Hz | 98 Hz | 110 Hz[*1] |
| 声域上限 | 370 Hz | 392 Hz | 321 Hz[*1] |
| 声域 | 23半音 | 24半音 | 18.6半音[*1] |
| PPQ | 1.33% | 0.19% | 0〜0.96%[*2] |
| APQ | 2.65% | 1.86% | 1.07〜5.38%[*2] |
| NHR | 0.12 | 0.09 | 0.11〜0.16%[*2] |
| VHI-30 | 105点 | 27点 | — |

*1：70歳以上の基準値は、萩尾良文：高齢者の音声機能検査の基準値の検討．喉頭16，pp.111-121，2004より．
*2：61〜78歳の基準値は、西尾正輝，田中康博，新美成二：加齢に伴う音声の変化―音響学的手法を用いた解析．音声言語医学50，pp.6-13，2009より．

## 5 考察・まとめ

　加齢による音声障害は，発声時に安定した呼気が得られなくなるなどの呼吸器系の変化や，声帯筋や粘膜の萎縮による発声器官の変化[2]により引き起こされる。加齢による音声障害に対する治療のひとつである音声治療では，前述のような変化に対して，安定した呼気を保つための腹式呼吸，声門閉鎖の促進や声帯筋の緊張を高める治療などが用いられる。これらの手技の多くは，新しい発声様式を獲得しそれを単語，文，会話へと系統的に般化させていく方法であるが，高齢者の場合加齢に伴う認知面の変化もあり，若年者に比べて新しい発声様式の習得や般化に困難をきたす例も存在する。そこで今回，単純な練習課題であり，文や会話など系統的な般化練習が不要であるVFEに着目した。さらに，VFEの主な目的は喉頭筋の筋力アップ，喉頭筋相互のバランス調整，呼吸の努力とコントロールの改善の３つであり，加齢により引き起こされた発声器官や呼吸器系の変化に対応している。したがって，高齢者に適した訓練であると考えた。

　本症例では訓練後に声門間隙が減少し，聴覚印象評価が改善，MPTも延長した。PPQも正常範囲に入り，APQは訓練前から正常範囲であったがさらに改善した。またVHIも大幅に減少し，自他覚的に改善が認められた。

　Gorman[3]は高齢者にVFEを行った後，MPTの延長，喉頭の呼気流の特徴が改善し，喉頭効率が改善したと報告している。Stemple[4]らも，VFEは喉頭筋の伸張，収縮，強化訓練を行うことで，目的としていた呼吸と発声のメカニズムにおける強度，持続，安定，柔軟性が改善された結果，MPTの延長につながり，さらに声帯振動によい影響をもたらす可能性があると述べている。今回の症例も同様に呼吸と発声の協調性が改善され，効率のよい発声が可能となったと考えられる。

　今回，VFE本法を簡素化させ①〜③のみ実施したが，本症例は８週間毎日自宅で訓練が継続でき，簡便であったと述べていた。筆者らがVFEを同様に簡素化させて訓練を行った高齢者へのアンケートでも，訓練内容は簡便で毎日取り組みやすいという結果であった[5]。

　以上のことから，VFEは加齢による音声障害に対して有用な訓練法であることが示唆された。

### 引用文献

1) 廣瀬肇監：STのための音声障害診療マニュアル，pp.124-129，インテルナ出版，2008.
2) 廣瀬肇：音声障害の臨床，pp.90-93，インテルナ出版，2007.
3) Gorman S, Weinrich B, Lee L, et al：Aerodynamic changes as a result of vocal function exercises in elderly men. Laryngoscope 118, pp.1900-1903, 2008.
4) Stemple JC, Lee L, D'Amico B, et al：Efficacy of vocal function exercises as a method of improving voice production. J Voice 8(3), pp.271-278, 1994.
5) 岩城忍，望月隆一，山下麻紀ほか：加齢による音声障害に対する音声治療の効果．日本気管食道科学会会報 65(1), pp.1-8, 2014.

# 第9章 地域支援

# 地域支援の概説・評価とポイント

## 1 障害の概説

　高齢者人口が急速に増加する現状のなか,「地域支援」として言語聴覚士が高齢者の通所あるいは訪問リハビリテーション（以下リハビリ）を行う背景には，いくつかの大きな特徴がある。**図1**は，脳卒中などを発症した後のリハビリの役割について，急性期・回復期・維持期（現在「生活期」とも表現される）に分けて示したものである。「地域支援」サービスを必要とする維持期（生活期）に関して，この図が示唆する重要な点は，①急性期・回復期と異なり，維持期（生活期）に相応する時期はきわめて長期にわたる点，②回復期における生活機能向上の回復曲線とは異なり，機能低下を示す時期が繰り返される可能性がある点である。

　この維持期（生活期）における生活機能の低下を具体的に述べると，例えば脳卒中を起因とし，その後自宅で転倒して，大腿骨頸部骨折などにより新たに認知症，摂食・嚥下障害などが引き起こされる場合がある。またパーキンソン病などの難病による障害者が加齢に伴い繰り返される転倒が起因となり生活機能が低下し，新たに認知症となる場合もある。さらに長期にわたる臥床生活が「廃用性症候群」を引き起こし，認知症，摂

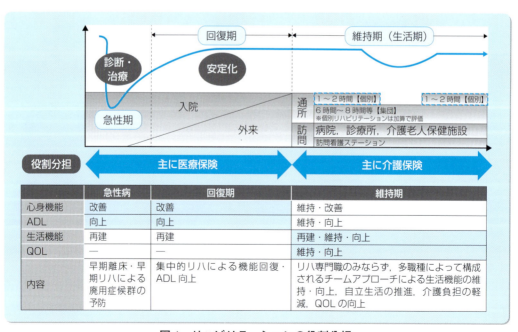

図1　リハビリテーションの役割分担

（（資料出所）日本リハビリテーション病院・施設協会「高齢者リハビリテーション医療のグランドデザイン」（青海社）より厚生労働省老人保健課において作成）

食・嚥下障害などを徐々に悪化させていく場合や，高齢の失語症者が住み慣れた自宅から余儀なく転居せざるをえず，その環境の激変が生活機能の低下となり認知症を引き起こす場合などがある。このように長期にわたる維持期（生活期）において言語聴覚療法を必要とする障害は，環境因子，個人因子から複雑に影響を受けながら，徐々に重度化・重複化する特徴をもっている。

## 2　評価・支援のポイント

### 1）コミュニケーション障害の鑑別

発症あるいは急性期・回復期リハビリ病院などの退院からの経過期間が長期に及ぶ場合は障害の重度化・重複化が予測されるため，障害の鑑別が重要である。

高齢者は特に既存の検査などに拒否を示す場合があるため，「生活の場」であることを生かし，日常の行動面から評価することも必要である。また，本人の関心ある題材も周囲の環境から見つけ，評価の一助とすることができる。

### 2）環境面の評価・指導の重要性

人的環境（家族，友人，介護職，医療専門職，介護支援専門員，ボランティアなど）が拡大しているため，コミュニケーション障害，摂食・嚥下障害にかかわる知識や情報および実用的なコミュニケーション方法，安全な摂食・嚥下方法について共有化が図れるように，指導していくことが重要である。

「生活の場」となる居住環境に，コミュニケーション意欲が引き出されるような物品類（見当識にかかわるもの，趣味にかかわるもの，自分史にかかわる写真など）が置かれているか，評価し指導することも重要である。

### 3）情報収集の重要性

可能な限り，高齢者本人の「自己決定」を尊重し，具体的な希望や意思を引き出していくために，本人にかかわる具体的かつ個別的な情報（生活歴，職歴，性格，趣味，交友関係など）を得ておく必要がある。

地域において提供されるサービス（図1で示すような公的サービスに加え，ボランタリーな非公的サービスも含む）に関する情報を言語聴覚士自らも得ておくことも有用である。

### 4）「活動」「参加」への援助

家庭内での役割から，可能であれば地域社会への参加も可能となるように指導していく。障害ある高齢者であっても地域社会で何らかの役割がもてることは生活機能の維持向上につながる。

### 5）多職種との連携

多職種と連携していくことで，長い維持期（生活期）の地域支援が可能となる。また場合によっては，地域の住民もその支援の一員となる。

失語症

## 症例 1　失読失書を合併した健忘失語例に対する介護保険サービスを利用した活動・参加面への支援

## 1　症例基礎情報

> **基本情報**
> 80歳代男性，多発性脳梗塞による健忘失語と失読失書，中等度難聴（右43.8 dB, 左80 dB）
> 職歴：元公務員　　　家族構成と居住：自宅で妻と二人暮らし
> 趣味は特になし。介護保険で要介護2。

### 1）現病歴

X-10年, X-5年と2度脳梗塞を発症したが，いずれも大きな後遺症はなかった。X-2か月にからだのふらつきと頭がぼーっとすると受診した。アテローム血栓性脳梗塞と診断され，3週間入院加療後自宅退院した。リハビリテーションは特にしなかった。身体的な麻痺はないが右上下肢にしびれ感があった。セルフケアは自立だが，言葉が出ず，文字が読み取れない。幼児期から左耳は難聴があったが，右耳の聴力も低下した。

### 2）現在の生活状況

一人で外出することは家族から止められており，自宅のまわりを掃除したり，倉庫内の古い道具を引っ張り出して片づけたりしている。妻によると結局散らかすだけで片づかないという。妻との意思の疎通は十分ではなく，小さな口げんかが絶えなかった。かかりつけの近医（内科医）が失語症を疑い，言語聴覚士（ST）の訪問につながった。

## 2　評価

介護保険の訪問リハビリテーション[*1]による初回面接を行った。訪問時，夫婦の最初の質問は，「目の前のストーブが古くて匂いがするが買い換えたほうがよいか」ということであった。言語聴覚士に接した経験がないことが推察された。

日常会話では，迂遠な説明があるものの，受け答えは良好で，一見不自由さを感じさせなかった。しかし，キーワードが喚語できないために，行き違いが生じることや，諦

---

*1　介護保険の訪問リハビリテーション：在宅のまま理学療法士（PT），作業療法士（OT），言語聴覚士によるリハビリテーションを受けられる介護保険のサービス。

めて妻の顔を見て助けを求めることもあった。妻も高齢で，話の筋を追いながら補うことはできず，かえって話が混乱しコミュニケーションはスムーズではなかった。名前は漢字で書けるが，平仮名では困難であった。補聴器は装用していなかった。

2度目の訪問の際に標準失語症検査（図1）を実施した。比較的良好に保たれた聴覚的理解と流暢な発話で，名詞に特に顕著な喚語困難が認められ，語の説明は可能で復唱も良好であったことなどから，健忘失語と判断した。また失語だけでは説明できない失読・失書症状がみられた（表1）。自分で書いた漢字や仮名が，少し時間がたつと読めなかった。計算は九九を言い間違えながらも修正が可能であった。

言葉や読み書きに問題があることは自覚していたが，原因や症状についての説明を受けたことがないためか，自分の障害に戸惑っている様子がうかがわれた。問題点とし

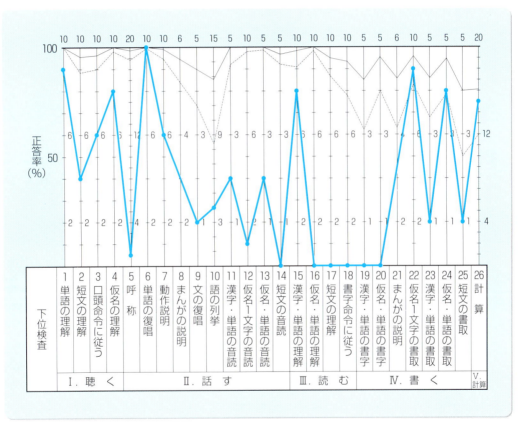

図1　症例のSLTA

表1　SLTAの結果より読み書き障害のまとめ　　（　）内は正答数

| 下位項目の素材 | 読み | | 書き | |
|---|---|---|---|---|
| | 読解 | 音読 | 書字 | 書取 |
| 漢字単語 | ○（8/10） | △（2/5） | ×（0/5） | ×（1/5） |
| 仮名単語 | ×（0/10） | △（2/5） | ×（0/5） | ○（4/5）書いたものを読めない |
| 短文 | ×（0/10） | ×（中止B） | ― | ×（1/5）すべて仮名文字 |
| 仮名一文字 | ― | ×（1/10） | ― | ○（9/10） |

て，症状や障害の評価や説明を受けていないこと，機能回復を図る訓練をまったく受けていないこと，本人および妻のストレスが高まっていること，安全な外出先や活動・参加面の可能性について模索されていないことがあげられた。

## 3 支援の目標と実際

### 1）目　標

障害を軽減し，ICF[*1]でいわれる活動・参加の機会を増やすことと，家庭内でのストレスを緩和することを目的に以下の目標を設定した。

〈長期目標〉在宅生活を継続しながら，1年を目安に
　①外出の機会を増やし，家庭内でのストレスを緩和する。
　②目的や役割のもてる活動・参加ができる場を日常的に確保する。

〈短期目標〉リハビリテーションのできる場を保障しながら6か月を目安に
　①障害についての理解を促す。
　②発話および読み書きの機能の改善を図る。
　③自宅から定期的に外出し，コミュニケーションの機会を増やす。

### 2）支援の経過

介護保険サービスによる支援の実際に焦点を当てた約5年間にわたる経過（図2）について，利用した制度ごとに解説する。

#### （1）訪問リハビリテーション（介護保険による）

訪問による週1回の言語聴覚療法を3か月継続した。その間，障害を整理して説明したが，障害を受け入れることへの葛藤がうかがわれ，多くの時間を費やした。訓練内容としては，本人の受け入れの程度を考慮しながら，比較的保たれている動詞の喚語，語の説明からの語想起訓練，仮名文字の音読訓練などを実施し，少しずつ宿題も課した。

#### （2）通所リハビリテーション（デイケア）の利用

訪問リハビリテーションではマンパワー不足により支援の継続に限界があったため，通所リハビリテーション[*2]を勧めた。午前中3時間の時間内に，必要に応じて集団体操と言語聴覚士の個別訓練（20分），失語症者を対象とするグループワーク（定員8名）を行うプログラムに参加した。個別の言語訓練では，本人は機能回復訓練よりもフリートークを好んだ。グループでは，思い出の土地を白地図に記入し，写真を貼りながら会話する活動などを実施した。コメントを書くことや新聞を読む作業は，目が見えないからと避けていた。流暢に話せるため，ムードメーカーとなって他者を気づかう様子がみられた。グループを支援していた失語症会話パートナー[*3]に昔の体験談を語るな

---

[*1] ICF：国際生活機能分類（International Classification of Functioning, Disability and Health）の略。WHOにより2001年に制定された人の健康状態を系統的に分類するモデル。
[*2] 通所リハビリテーション：送迎バスによる通所によりPT，OT，言語聴覚士によるリハビリテーションを受けられる介護保険のサービス。
[*3] 失語症会話パートナー：失語症者の意思疎通を支援するよう育成されたボランティア。

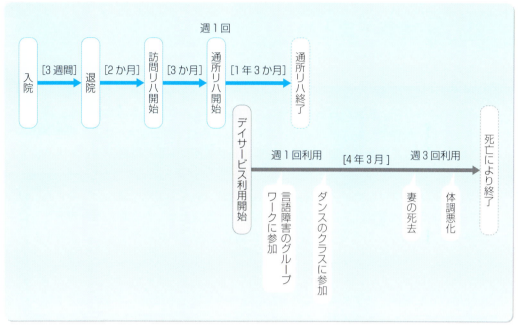

図2　地域支援の経過（[　　]内は利用した期間）

ど会話の機会は増えた。補聴器を装用するようになった。3か月ほど経過するとややうつ的になり，3か月間休んだ。その後通所を再開したが，情緒的な浮き沈みは続いた。1年3か月継続したのち，訓練ではなく気楽に楽しむデイサービス[*1]のほうがよいと自ら終了を希望した。

**（3）通所介護（デイサービス）の利用**

　外出先を増やすことを目的に，時間的により長いデイサービスの利用も勧めた。自宅に近いデイサービス内のプログラムの一つとして，言語障害者を対象に言語聴覚士が1時間程度グループワークを実施する試みが始まったところであった。そのグループに誘うと，すぐに週1回（10〜16時）の利用を開始した。そこでは，参加当初から「自分は文字が書けない」「こんな練習をしている」と教材を見せることで，自分の障害を開示した。同じグループメンバーの車いす利用の人を自発的に介助していた。七夕のイベントで願いごとを問われ「デイサービスの仲間とフランスへ行きたい」と答え，デイサービスは「家にいるより楽しい」と語った。当初は参加に抵抗をみせたダンスや体操などの全体での活動も楽しむことができるようになった。その後デイサービスの利用を週3回に増やした。

　約3年継続して通所したが，情緒面での変動は大きく，妻が死亡した頃からうつ状態が長くなった。ヘルパーと娘の介護により自宅で生活していたが，血圧も高くなり体調は悪化した。通所しても休養室で休むことが多くなり，入院し10日後に死亡した。

---

*1　デイサービス（通所介護）：通所の送迎・食事・入浴などのサービスが受けられる介護保険のサービス。言語聴覚士が所属するデイサービスもある。

## 4 考察・まとめ

　目標がある程度達成された点として，人生の最期の時期に在宅生活を続け，できる限りデイサービスに通っており，デイサービスが本人にとって安心できる居場所となったことがあげられる．個別から小グループ，大集団へと時間的にも内容的にも，段階的な誘導ができ，無理なく参加が進んだ．仲間を思い手助けをしつつ，自分の問題を語ることができた点も，活動・参加の側面や心理社会的側面において意味があったと考えられる．

　また，障害の受け止めという観点では，症状についての説明や機能回復を目指した個別の言語聴覚療法を受け，自分の障害に向き合う機会となったと推察される．さらに言語聴覚士や会話パートナーの支援のもとに同病者とのグループワークに参加することで，他者への関心や共感性が喚起され，自己認知や障害の受け入れも少しずつ進んだ様子が見て取れる．

　問題点としては，まず医療情報や神経心理学的情報の不足があげられる．本例は，身体的な麻痺がなかったためか，病院でのリハビリテーション処方につながらず，言語聴覚士のかかわりもなかった．したがって，症状と病巣との整合性を確認することもできなかった．退院後に評価のための再受診を勧めることは容易ではなく，集中した言語療法を受けられる機会も少ない．発症直後の評価や説明の不足は本人や周囲の障害への理解にも影響し，戸惑いや孤独感，引きこもりをも引き起こしかねない．高齢であっても，また言語聴覚療法につながらなくとも，まずは的確な評価と説明が必要である．

　もう一つの問題点として，集団でのサービスでは難聴および情緒の変動など合併した諸問題への個別的な対応が不足していた．失語症がある場合には，その思いをできる限り時間をかけて聞き出し，繰り返し意思を確認し，関係するスタッフ間で情報を共有することが重要である．

### 参考文献

- NPO法人言語障害者の社会参加を支援するパートナーの会和音編：改訂失語症の人と話そう，中央法規出版，2008．
- 平澤哲哉：この道のりが楽しみ《訪問》言語聴覚士の仕事，協同医書出版，2013．
- 鈴木勉編：重度失語の言語訓練―その深さと広がり，三輪書店，2013．
- 遠藤尚志：失語症の理解とケア―個別リハビリから仲間作りのリハビリへ，雲母書房，2011．
- 上田敏：ICFの理解と活用―人が「生きること」「生きることの困難（障害）」をどう捉えるか，萌文社，2005．
- 中村やす，野副めぐみ，小林久子ほか：失語症グループ訓練における心理・社会的側面の評価の試み―長期経過を通して．失語症研究 18(3)，pp.234-242，1998．

高次脳機能障害

症例 2 長期的支援の継続が生活機能全般の改善につながった高次脳機能障害者―維持期（生活期）における言語聴覚士による支援

## 1 症例基礎情報

**基本情報**

60代後半男性，高次脳機能障害
教育歴：大学卒　　　　職歴：自営業（地元で何代にもわたる酒屋を自営）
家族構成と居住：妻・長男家族と同居
町内会長，PTA会長など歴任し地域で活躍。趣味はゴルフ，野球，スポーツ観戦。性格は責任感が強く，根気よく一つのことに打ち込む。明朗闊達。

## 2 経過

### 1）発症から6か月間～入院から在宅へ

X年発症　　「こんなすばらしい誕生日は初めてだね」という言葉とともに満面の笑みを家族全員に見せた還暦の祝いから十日を経たある夜，脳出血発症。救急病院に搬送され，脳血腫除去術施行。

X年+1か月　理学療法を中心とした訓練が本格的に開始される。妻の報告によれば，「何でこんなことができないんだ」と言わんばかりにイライラした表情で，本人にとっては辛いリハビリの日々であった。
高次脳機能障害の診断を受ける。

同年+2か月　回復期リハビリ病院へ転院。発動性の著しい低下のため，理学療法・作業療法・言語聴覚療法いずれも順調に進まず，家族の不安感も増す。
注意障害，記憶障害，遂行機能障害の診断。
本人のやる気を引き出してくれるリハビリは，どうしたらできるのだろうという妻の悩みは解消されることなく，3か月間の入院によるリハビリが終了する。

同年+3か月　退院直後に，地域の包括支援センターに相談に行く。高次脳機能障害に対して，継続的にリハビリを行う病院を探してほしいとの思いを伝えたが，身体障害がなく，一見すると健常者の本人の姿に，「御主人は認知症なので，奥様の認識を改めたほうがいいですよ」との説明を受け，愕然とする。「高次脳機能障害」への理解が得られない現状を

解決するため，妻自らが奔走する。
友人の紹介で自宅で，日記，トランプ，オセロ，ジグソーパズル，計算ドリルなどを行ってくれるヘルパーに出会い，以降発症から7年を経過する現在も同じヘルパーによる指導が継続している。

同年＋6か月　　介護認定は，要介護3。
ヘルパーは週5回で各々1時間半のサービスであったが，それ以外の時間は何をすることもなく横になることが多く，食事，入浴，更衣などの生活行為すべてに声かけや介助が必要であった。会話も言葉少なく，喚語に時間を要することもあった。

## 2）診療所での外来リハビリ～回復期リハビリ再開から維持期へ

X年＋11か月　　妻の友人の紹介により，Aリハビリクリニックを受診。
リハビリ医師からの「これからどのように生活したいですか？」の質問に，「戻れるものなら1年前の自分に戻りたい」と応答し，自身の意思を明確に表現できるまでに回復してきている夫の姿に妻も嬉しく思ったとのことである。
FIM：運動項目 87/91，認知項目 21/35
認知機能の改善および介助量の軽減を目標に，週2回各40分間の言語聴覚療法開始となった。

X＋1年1か月　　自発的に庭の草取りをしたり，日記を手がかりとして前日の出来事，翌日の予定などを確認できたりなど，生活上の改善について妻より報告を受ける。

X＋1年4か月　　1週間前の約束事の想起が可能な場合があるなど，記憶面の改善がみられるようになる。
FIM：運動項目 87/91，認知項目 25/35

X＋1年6か月　　促しが必要だが，地域町内会の行事に参加する機会が増えてくる。
FIM：運動項目 87/91，認知項目 30/35
整容，入浴面での介助量はなお変わらず。

X＋1年9か月　　日記上，2～3文で構成される文章の自発書字が可能な場合が増える。改善傾向にあるため，外来は週1回に変更。

X＋2年6か月　　意欲，自発性の低下はあるが，一人で外出しパチンコを楽しんだり，友人との会合に参加できるようになる。
介護認定は，要介護1になる。

X＋3年8か月　　ゴルフの大会に参加。しかし，病前の実力との違いに自信をなくしたためか，以降は不参加。

X＋4年　　　　　地元の議員選挙において立候補者の応援に協力するなど，関心事には自発性も向上してきている。

X＋5年　　　　　外来は月2回に変更。

X＋6年　　　　　外来は月1回に変更。

　診療所における外来リハビリにおいて回復期のリハビリが継続され，認知機能の改善

に効果があった．徐々に，維持期リハビリへの移行となり，具体的かつ積極的な活動参加を提案し，家族の協力の下，その実現も可能となってきたが，自発性や意欲の低下，更衣，整容などの生活行為における声かけの必要性，また薬の自己管理も困難であるなど，介助量の軽減がなお課題としてあった．

### 3）デイサービスに通所開始～維持期（生活期）における支援

X＋7年　　　　長期にわたる外来リハビリを担当した言語聴覚士が施設長を勤めるデイサービスを，妻と担当のケアマネジャーと見学した．1日のプログラムを多種多様なプログラムのなかから選択し計画を立てる考え方に共感し，週1回の通所を決定する．

X＋7年6か月　デイサービスへの通所開始．家族，友人のいない環境で初めて1日を過ごすこととなったが，マシントレーニング，陶芸，パン作り，机上の多様なゲーム，麻雀など，各種プログラムを自己決定し，時間軸に沿って間違うことなく，それらを実行することが可能である．焼き上げたパンは持ち帰り，孫たちにあげることを楽しみにしている．言語聴覚士は，デイサービスの職員に障害理解を求めるなど，本人が楽しく活動参加しやすい環境作りをその役割としている．

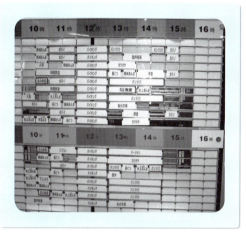

図1　デイサービのプログラムボード

## 3　まとめ

　身体障害を伴わない高次脳機能障害の場合，特に高齢であれば，認知症との誤解が生じやすい．本症例も急性期を担った病院で「高次脳機能障害」との診断を受けていてもなお，地域の包括支援センターで認知症と誤解され，的確な支援が受けられない経緯があった．幸いにも家族や友人たちの協力により，再び，回復期リハビリへの道が開かれ，現在は本症例の自発性の向上改善となるデイサービスへの通所が継続されるまでに至った．

　高次脳機能障害の長期にわたる改善を支援する言語聴覚士が，回復期から維持期（生活期）に至るまで適正に配置され，その障害の鑑別，環境調整に重要な役割があることを本症例は示唆している．

# 症例 3　嚥下障害によって肺炎を繰り返した症例に対しての在宅での支援

嚥下障害

## 1　症例基礎情報

**基本情報**
80歳代前半男性，右片麻痺，失語症，嚥下障害
家族構成と居住：一戸建自宅にて妻と長男，次女と同居
性格は非常に温厚で，阪急ブレーブス（旧プロ野球チーム）と飼い犬を愛している。

### 1）現病歴

X-10年に心原性脳梗塞（小脳，ADL自立），心房細動，X-7年に再び心原性脳梗塞（L-MCA）を発症し，右片麻痺，失語症，嚥下障害をきたしM病院回復期病棟でリハビリテーションを実施した。この7年間，嚥下障害，歩行障害増悪や誤嚥性肺炎での入院に伴う廃用症候群により，同病院のリハビリテーションを繰り返し受けた。X-1年3月に気管支炎（誤嚥性疑い）にてM病院一般病棟へ再入院し，肺炎後の廃用症候群にて回復期病棟へ転棟後リハビリテーションを実施した。

### 2）VF結果と回復期病院からの紹介状

X-1年1月10日VF実施。トロミ液体，ペースト状の食物での誤嚥はないものの，咽頭部での残留は（+），再嚥下を試みてもクリアランス確保が困難であった。これに対してゼリーは一塊となって嚥下され残留（-）。形態を考慮して，ゼリー状なら開始可能な段階と判断した。

1月11日より直接訓練でゼリー開始，1月末にはゼリー1/2個10分程度で摂取可能。2月には介助方法など家族指導開始。ゼリー以外の食形態摂取を検討した。3月再入院，機能的には2月時点と変化ないが，短期間で呼吸器感染症再燃のため，経口練習はより慎重な対応が必要と判断した。直接訓練をエンゲリードミニ®（29 g）に限定して再開。退院時，ベッドの頭側を30～60°上げてエンゲリードミニ®に限定，全介助で1個15g程度を摂取した。直接訓練開始前，後には口腔ケアを徹底し，咽頭残留の防止のため再嚥下を促した。

## 2　評　価

嚥下性肺炎での2度の長期入院を経験しているが，家族からの強い希望と，主治医か

ら経口摂取維持の指示でX-1年4月より当事業所からの週1回の言語聴覚士（ST）の介入を開始した。

要介護状態区分は，要介護5。使用医療機器は酸素療法（夜間のみ）と吸引器。日常生活自立度は，寝たきり度B1[*1]。

食事（PEG注入。エンシュア®1.5缶＋水寒天200 mL×3回/日ソフティア®にて固形化），排尿，排便，入浴は全介助（ベッド上の端坐位保持は数分間可能）。移動は一部介助（室内は手すりと介護者の体幹支持により可能。屋外は車いす使用）。

身体機能は，脳梗塞再発の後遺症状としての右片麻痺（痙性）と非麻痺側の過緊張の影響によって徐々にADLが低下したと思われ，特に頸部は緊張が高く，全方向に可動域制限があった。

コミュニケーションは指さしや発声はみられるが，確実な手段はなく，表情を歪めるなどの拒否反応で聞き手が推測していた。

摂食嚥下機能は，臥位で唾液でのむせがみられることがあり，座位では流涎として口腔外へこぼれ出ることがあるが，気づかない。MWST（改訂水飲みテスト）4，フードテスト4，藤島のグレードGr.3，レベルLv.3。

## 3　問題点と目標

〈問題点〉
① 右上下肢痙性麻痺によるROM制限
② 頸部・四肢体幹筋力低下
③ 呼吸機能低下
④ 摂食嚥下機能低下
⑤ 食事に関するIADL（instrumental activities of daily living）の制限

〈短期目標〉
安全な経口摂取が実現できるポジションで，家族の介助による摂取を可能にする。

〈長期目標〉
誤嚥の原因究明と今秋の長期入院が必要な嚥下性肺炎の発症を防ぐ。

## 4　訓練プログラムと経過

### 1）第1期（X-1年5月～10月）

#### （1）頸部・四肢体幹筋の筋緊張の調整と摂食嚥下が安定するポジショニング

呼吸機能を阻害している痙性麻痺と全身の過緊張を軽減させるため，臥位にて麻痺側上部体幹と頸部に徒手的な調整を図る。頸部は強い可動制限があり，特に伸展方向への緊張が高く，枕への押しつけが強かった。これに対して頸部後面と肩周囲の筋緊張

---

[*1] 寝たきり度B1：車いすに移乗し，食事，排泄はベッドから離れて行う。

を緩和させて，10°程度屈曲位が保持できる状態をつくる。緊張を緩和させた状態で，ベッド上 30°のベッドアップで，枕とクッションを利用し，右体幹・頸部に敷き極軽度の側臥位で非麻痺側に傾斜がつくようセッティングする（図1）。

### （2）安全な直接訓練の実施

入院中に実施していたゼリー（29g）で直接訓練を実施した。（1）でのセッティングを維持しながら，スプーンで非麻痺側臼歯上に介助し，複数回の嚥下，口腔内残渣がない状態を必ず確認する。また言語聴覚訓練中はつねに家族に同席してもらい，介助方法を直接伝達した。実施中の中止基準としては，①訓練開始時に覚醒が維持できないとき，②当日の体調と痰・唾液・吸引回数などの変化が大きいとき，③直接訓練時，2回連続のむせがみられたとき，④安静時，直接訓練時のむせが1分以上続くか，バイタルサイン上の変化があった場合，の4点として開始し，完食できないときは，本人の意思で終了するか，もしくは介助からの嚥下反射の惹起が通常の倍以上の時間を要した場合には，終了とした。

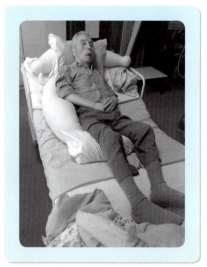

図1　直接訓練前ポジショニング

### （3）第1期経過

ゼリーの直接訓練が安定していたため，同じ製品の大きいサイズ（78g）に摂取量を増やして実施した。7月頃家にあった市販のオレンジゼリー（66g）を見て，指をさしての要求がみられたので導入すると，むせなく摂取可能で，その後の体調変化もなかった。

9月家族で外泊中（1か月前にも宿泊したホテル）に夜になって発熱と吃逆があり，翌朝に38℃台から39℃台に上昇したため，M病院へ救急搬送，入院加療となる。入院中にリハビリテーションは実施せず，10月中旬の退院時に主治医より「誤嚥による徴候の可能性は低く，流行性の感冒」との説明を受ける。退院後，10月末より当事業所での訪問言語聴覚訓練再開となる。

再開時評価は，4月時点と比べ，日常生活自立度は変化なし。摂食嚥下機能も藤島のグレード，レベルとも変化はみられず，MWST；4であったが，口腔内評価中に唾液でのむせがみられ，積極的な直接訓練は控えながら，再開を検討した。

## 2）第2期（X−1年11月〜X年4月）

〈短期目標〉安全な経口摂取と家族の介助による摂取を早期に再獲得する。
〈長期目標〉嚥下性肺炎の防止。

プログラムの実施は，頸部・四肢体幹筋の筋緊張の調整とポジショニングを第1期と同じ内容で継続した。直接訓練は，季節的な体調変化も考慮して積極的には実施せず，毎回嚥下状態（MWST4）の確認をした。また間接訓練で以下のプログラムを加えた。

### （1）下顎・舌・頬部の随意的な口腔運動の拡大

下顎の可動性を拡大させ，下顎と舌の協調性を促すことを目的として，咀嚼様運動を

積極的に引き出した。薄めのせんべいをガーゼに包み，臼歯上にセットして咀嚼および下顎の上下運動を促す。ガーゼは舌側面にも触れるようセットし，下顎と舌を連動させる動きを誘発した（図2）。

### （2）第2期経過

体調は非常に安定しており，安静時の唾液でのむせがほとんどみられなくなっていた。直接訓練の可否を模索するために，筋緊張の調整とポジショニングの設定後，トロミつきの水分を摂

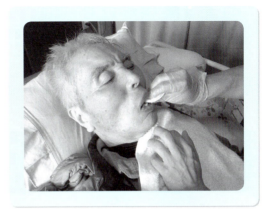

図2 咀嚼様運動の促進

取した。3口・5口・10口と段階を設定して進めながら，第1期の中止基準①～④と終了要項を順守し，嚥下動態を評価した。口腔運動から嚥下惹起のタイミング，喉頭挙上に至るまで特に大きな問題がなく，X年1月にはコンスタントに10口をクリアできるようになった。継続的に直接訓練を進めた結果，安全性も確認できたため，2月よりゼリー（29 g）の摂取を開始した。

## 3）第3期（X年5月～X年10月）

〈短期目標〉家族の介助による直接訓練を実施する。
　　　　　食物の味と食形態のバリエーションを増やす。
〈長期目標〉唾液誤嚥の防止とIADLの拡大を通じて身体機能・認知機能を活性化させる。

全身状態が，X-1年4月の退院時の状態に戻りつつあったので，ゼリーの直接訓練を進め，リスク管理を徹底しながら，楽しめる食事を目指す。プログラムは第1期の（1），（2）と第2期の（1）を続けて，摂取量の増量，形態の変更，味のバリエーション拡大を図った。

### （1）第3期経過

体調は引き続き安定しており，ゼリーの直接訓練も安定していたため，同じ製品の大きいサイズ（78 g）に変更し，みかんや柿のすりつぶしにトロミをつけての摂取も実施した。介助の際，非麻痺側上肢が介助に同調する場面がみられたので，スプーンの把持を介助し，自力での経口摂取を支援した。

公園の散歩には出かけていたので，買い物に行くことも勧めた。10月頃には家族の買い物に同行する機会が増え，直接訓練用の食品を自分で選べるようになった（図3）。

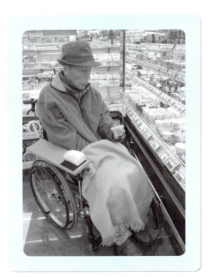

図3 近所のスーパーで買い物

## 4）第4期（X年11月〜現在）

〈短期目標〉家族の介助による直接訓練を継続する。

食物の味と食形態のバリエーションを増やす。

〈長期目標〉嚥下性肺炎の防止。

現在は気温の低下や気候の変化の影響もあり，筋緊張が高まりやすい時期に差しかかっている。しかし，直接訓練は順調で，ゼリー（29g）×2個もしくは果物のすりつぶしトロミつきのいずれかを選択してもらって摂取している。第4期に関しては，摂取量はこのまま増やさずに安定した摂取を維持していく。

今後は，昨年かなわなかった外泊先での経口摂取を目指しながら，アプローチを続けていく予定にしている。

# 5 考察・まとめ

本症例は，脳梗塞の再発とその後の嚥下性肺炎の再発の既往があり，年齢的にも胃瘻からの栄養摂取が主体で，積極的な経口摂取を進めることができないと考えられた。しかし，回復期病院の言語聴覚士から詳細な経過報告，加えてかかりつけ医の理解，家族の強い希望と協力がそろっていたため，「肺炎予防と経口摂取の維持」を目標としてかかわることができた。担当した当初は，肺炎の発症と入院があり，今後も再発の可能性があることを示唆するものであった。このような緊急事態や新たな別の疾病なども予見しながら，誤嚥を防ぎ，経口摂取を維持し，さらにその上で自立を支援するためにIADLの拡大を目標にしたことが重要であったと考える。

つまり，在宅における摂食嚥下障害へのかかわりは，安定した機能を支援すること，変調の予見や全身管理の観点をもつことが必要である。そして直接訓練の導入や，食形態・量などの変更に際しては，言語聴覚訓練場面以外の情報も集約し，それらを含めた総合的な評価をもとに進める必要がある。本症例のような肺炎を繰り返している症例に対しては，消極的なアプローチになりやすいが，摂食嚥下機能の可能性を見出すことができる言語聴覚士の視点とかかわりは，在宅では大いに期待されていると感じている。今後も継続した長期のかかわりを通じて，単なる機能維持や回復だけでなく，生活の再建と質の向上に努めて行きたいと考えている。

**引用文献**

1）土屋弘吉，今田拓，大川嗣雄：日常生活活動（動作）—評価と訓練の実際，医歯薬出版，2005.
2）永末努：重度嚥下障害への対応．誌上ナースセミナー，日総研，2008.
3）永末努：直接的訓練でのアプローチ．誌上ナースセミナー，日総研，2008.
4）永末努：道具の達人．訪問リハビリテーション 7，pp.67-71，2012.

認知症

## 症例 4　地域支援の実践例

### 1　地域支援にかかわる２つの活動

　認知症予防に栄養，運動，集団での認知機能訓練が有効であると指摘されている。これらは，経験的に以前より知られていたが，研究レベルでエビデンスをもって，それらの有効性が改めて確認されたということができる。これらの要因の重要性については，新聞やTV，本，口コミ，行政開催の講座など，さまざまな媒体を通じて多くの人々の理解するところとなっている[1]。

　重要なことは，認知症予防のためにこれらをどのように日常生活のなかに取り入れ，継続的に実行していくのかということである。現状では，個人がその日常生活のなかに工夫しながら取り入れているという個人的な動きが中心であるが，地域支援のひとつとして，行政などが主体となって，それらの活動を集団で推進しようとする動きも多くみられるようになっている。

　本稿では，認知症やその予防について，大学や学会でのプロジェクトが，どのように地域支援にかかわっているのかという実践例の紹介を行う。具体的には，認知症予防を目的として京都の地域住民を対象として「音読・計算活動」を行ってきた立命館大学の高齢者プロジェクトの実践例，そして，高齢者施設の介護困難な利用者に対して高齢者施設と多職種・連携協働で対応の検討を行った日本老年行動科学会の実践例の２つを，紹介する。いずれも筆者が中心的にかかわってきた実践例である。

### 2　立命館大学高齢者プロジェクト（支援チーム）による「音読・計算活動」

　立命館大学高齢者プロジェクトは，2002年から京都市の特別養護老人ホームの利用者を対象に施設に出向き，2006年からは京都市内の在宅の高齢者に立命館大学に来てもらい，定期的な「音読・計算活動」を行っている。活動内容としては，コミュニケーションも含めて簡単な音読，計算を30分ほど行う。実施体制としては，音読，計算を行う高齢者１名，ないし２名に，プロジェクトメンバー１名が，音読計算のサポートを行う。この活動は，１日３時間，週３日，年に８か月以上にわたり実施され，現在に至るまで，続いている。

　プロジェクト自体は，継続的な音読・計算が高齢者の認知機能や日常生活にどのような効果をもたらすのかということを明らかにする研究上の目的から始まった。研究の成果としては，認知機能の維持，改善，コミュニケーションなども含む日常生活の維持，

改善に効果があることが明らかにされている[2~4]。

本プロジェクトの規模は，2002年の発足時は，立命館大学教員であった3名のプロジェクトメンバーを中心に，高齢者に音読・計算を実施するサポーター10名ほどを加えた小規模なものであった。対象者も高齢者施設の入居者15名ほどであった。しかし，2006年より，自立している在宅の高齢者を対象として，立命館大学内で「音読・計算活動」を行うようになって希望者数も多くなり，2014年現在，在宅の対象者は70名を超え，プロジェクトメンバーも主催の教員3名，運営委員7名，サポーターは60名を超える規模になっている。組織の一覧を図1に示す。なお，立命館大学における高齢者プロジェクトの体制，組織化，運営については，高橋ら（2007）[5]，立命館大学高齢者プロジェクト（2010）[6]に詳しい。

地域支援という点でいうと，当初，研究目的で始まった本プロジェクトの取り組みは，「認知症予防」という行政や地域住民のニーズとうまく合致し，大学という場だけではなく，広く地域住民へとその活動が広がっていった。

当初より行政との連携を密にすることを意識して体制づくりを行ったことが，ここにつながっているように思われる。地域住民に対する活動の募集にしても，大学のある京都市北区の「しみん新聞」に掲載を依頼している。行政も協力しているということと大学で行われる活動であるという点で，市民が安心して参加できたものと推察している。募集については，回数を重ねるにつれて，口コミでもこの活動が知られるようになり，次年度の予約が出るほどになっている。

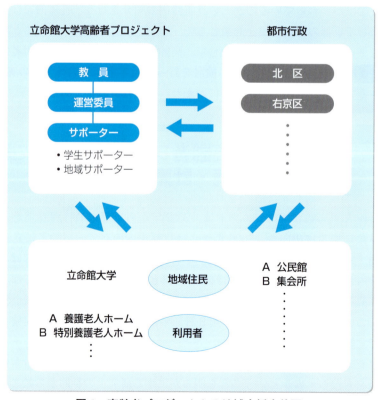

図1 高齢者プロジェクトの地域支援全体図

募集以外でも，大学での活動の報告会やシンポジウム，年次での活動の始まりや終わりに始業式と終業式・卒業式を行うが，行政の担当者の出席を依頼し，積極的に応えていただいている。時には，行政や包括支援センターからの認知症予防に関する講演依頼などが寄せられ，プロジェクトメンバーが講演に赴くこともある。

行政とのこのような交流の積み重ねのなかで関係性が深まり信頼関係が築かれ，安心・安全ネットワーク形成事業や地域介護予防推進事業（モデル事業）への協力依頼があり，地域での音読・計算活動推進のためのサポーターの派遣や運営などの協力も行うまでに至っている。

## 3 日本老年行動科学会による「多職種・連携協働による仮説検証型事例検討」

日本老年行動科学会では，2009年以来，実際に高齢者施設における介護困難な認知症の利用者などに対する事例検討を高齢者施設の職員と一緒に行い，事例を積み重ねるなかで，事例検討の方法論の確立を目指してきた。

この試みのなかで確立されたのが，「ステップ式仮説検証型事例検討」であり，図2に示すように，実践者チームと研究者チームの2チームの合同で事例検討が進められる。実践者チームは当該対象者の利用する高齢者施設などの多職種のスタッフによって，研究者チームは心理臨床，医療，社会福祉などを専門とする研究者・実務者によって構成される。また，適宜，身体面，精神面，心理社会面において専門的知見を有する研究者・実務者などのアドバイスを求める。

このように，地域にある高齢者施設を学術団体である日本老年行動科学会の研究者チームとアドバイザーが支え，介護困難な様相を示す施設の利用者の行動の理解に基づく対応を行うことによって，地域の高齢者施設を利用する高齢者の福利を高めていこうとしているのである。

さて，学会における研究者チームと高齢者施設などの実践者チームが仮説検証型事例検討を行うにあたっての要件として，大きく以下の3点をあげることができる。

① エビデンスを重視すること：対象者の言動を記述した質的データや数値化した量的データを仮説生成や具体的対応の考案，仮説検証のための土台とする。

② 仮説検証型であること：客観的情報を集め，その情報に基づき，仮説（理解）を立て，その仮説（理解）に基づき具体的な対応を考え，そして，実際にその対応を対象者に実施してみる。その結果どうなったかについて，客観的情報を収集し，仮説（理解）の検証を行い，また，対応の適否についても評価する。

③ 専門家（身体面，精神面，心理社会面，実践面）による連携・協働を行うこと：実践者，研究者の連携・協働によって事例検討を進める。

これらの3つは有機的に結びついている。「仮説検証型」であるためには，当然，仮説の生成においても，仮説の検証においても，データに基づくエビデンスは必要不可欠である。また，この取り組みは，一人の力ではとうていなしえず，複数の，多職種のメンバーの協力が不可欠であり，多職種間の連携・協働なしでは，何もできないし，進ん

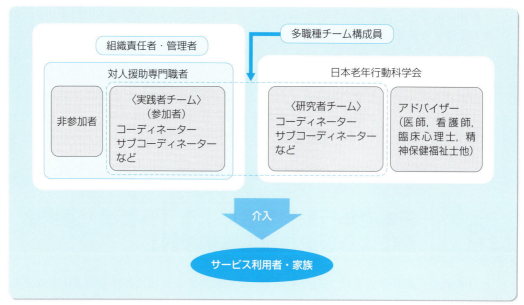

**図2 ステップ式仮説検証型検討における多職種チーム構成**
(日本老年行動科学会事例研究(ACS)委員会報告「多機関・多職種連携・協働による事例検討の試み―連携・実践・実行」日本老年行動科学会第16回大会,2013)

でいかない。

この2チームによる合同の事例検討は,図3に示すようなステップごとに行われていく。これらの検討を合同で行っていくにあたって,各チームにおけるコーディネーターとサブコーディネーターの果たす役割は大きい。研究者チームのコーディネーターは,事例検討を行うにあたっての方向性の取りまとめ役であり,事例検討を滞りなく進めていくための課題の創出,運営,管理など,推進の役割を担っている。また,適宜,アドバイザーによるアドバイスを求め,その内容も事例検討のなかに入れ込んでいく。サブコーディネーターは,個々の課題における分析の取りまとめなど,実務的な側面でのまとめ役を担っている。

施設チームのコーディネーターは,施設全体の人間関係も含めてその力動を見渡しつつ,仮説検証型の事例検討が滞りなく進んでいくための施設全体

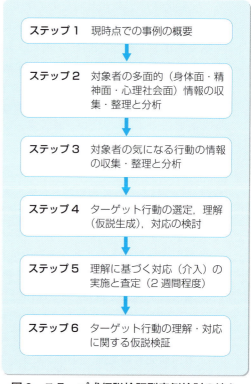

**図3 ステップ式仮説検証型事例検討の流れ**
(日本老年行動科学会事例研究(ACS)委員会報告「多機関・多職種連携・協働による事例検討の試み―連携・実践・実行」日本老年行動科学会第16回大会,2013)

の取りまとめの任を担っていく。サブコーディネーターは，事例検討における各ステップでの施設における記録や分析の取りまとめの任を担っている。

両チームのコーディネーターとサブコーディネーターを核として，実践者チームには，対象となる高齢者とかかわりの深い多職種の職員がかかわる。また，研究者チームには，対象となる高齢者の行動に関して専門的知識を有する心理や医療，社会福祉などの専門家がかかわっていく。

2つのチーム合同の会議は，ステップごとに適宜行われる。また，ステップごとの課題に応じて，それぞれのチームが検討を行っていく。それらを，合同での会議で検討し合うことになる。これらの合同の会議は，適宜，施設や大学などで行われるが，遠距離日程調整が難しい場合，時には，Skypeなどを用いて会議を行う場合もある。

事例の詳細については，大川・田中ら（2011）[7]，田中・大川ら（2013）[8] に詳しい。

学会に所属する高齢者に対するさまざまな専門領域の研究者がチームとして，地域の高齢者施設の対人援助専門職者のチームとコラボレートしながら，一人の利用者のために対応の検討を行っていくという，地域支援の一つのあり方がここに示されている。

## 4 大学・学術団体が地域支援を行うことの意義

2006（平成18）年12月に改定された教育基本法のなかで，「大学は学術の中心として，高い教養と専門的能力を養うとともに，深く真理を追求して新たな知見を創造し，これらの成果を広く社会に提供することにより社会の発展に寄与するものとする。（第7条）」と大学の役割の一つとして社会貢献が掲げられている。当然のことながら，地域支援も社会貢献の一つとしてあげられる。大学や研究者などで構成される学術団体（学会など）も，その責任として社会貢献を果たすことがこれからますます求められる。

地域支援においては，大学や学術団体は有利な立場にある。一つは，歴史的に大学や学術団体は一般から信頼が厚いこと。また，支援に際しても，専門的に研究を積み重ねているがゆえに専門的視点から，エビデンスや根拠を大事にしながら効果的な支援の提供が多面的に可能であること。そして，大学は教育機関でもあるがゆえに，さまざまな場面で他の教員や学生などの協力を得られる人的資源の供給源になれるということがその理由としてあげられる。

本稿では，大学や学会という学術団体が，認知症の予防やケアに，どのような社会支援ができるのかという2つの実践例を紹介してきた。2つの実践例にかかわったなかで，地域支援成功のための要件として，「何をしていくのかという当事者（大学・学会 vs. 行政・地域住民）としての明確な目的意識をもつこと」「何よりもまずは始めてみること」「お互いが交流を重ねるなかで関係性を深めていこうとする姿勢をもつこと」が，あげられるのではないかと感じている。

### 引用文献

1）Lin Shuzhen：認知機能の改善―改善のためのいくつかの方法．高齢者のこころとからだ事典（日本老年行動科学会会監修，大川一郎編集代表），中央法規出版，2014.
2）吉田甫，大川一郎，土田宣明：音読・計算課題の遂行とコミュニケーションの要因が老年期痴呆高齢者患者に対する影響に関する研究―予備的分析．立命館人間科学紀要 7，pp.109-118，2004.
3）大川一郎，吉田甫，土田宣明：認知症の高齢者に対する音読・計算課題の遂行が認知機能に及ぼす影響．高齢者のケアと行動科学 12(2)，pp.1-10，2007.
4）孫琴，吉田甫，土田宣明，大川一郎：学習活動の遂行によって認知症高齢者の抑制機能を改善できるか．高齢者のケアと行動科学 17，pp.2-13，2012.
5）高橋伸子，吉田甫，大川一郎，土田宣明：地域に暮らす高齢者を援助するサポートネットの組織化およびその発展．立命館人間科学研究 14，pp.143-150，2007.
6）立命館大学高齢者プロジェクト：大学という地域資源の活用．対人援助学の可能性―「助ける科学」の創造と展開（望月昭，サトウタツヤ，中村正，武藤崇編），pp.113-126，2010.
7）大川一郎，田中真理，佃志津子，大島由之，Lin Shuzhen，成本迅，本田憲康，河田圭司，田邉真弓，新見令子，鈴木信恵，宮裕昭，山本哲也，佐藤眞一：レビー小体型認知症高齢者の介護抵抗への対応に関する実証的研究．高齢者のケアと行動科学 16，pp.64-81，2011.
8）田中真理，大川一郎，滝澤秀児，花澤美枝子，安斎龍二，村上健太郎，鶴岡美由紀，山田樹，碧井猛，山下剛司，乾真由美，玉井智，榎本尚子，宮裕昭，Lin Shuzhen，佐藤眞一：認知症高齢者の痛みの訴え，食事拒否，義歯外し拒否への対応に関する実証的検討―多職種連携・協働による仮説検証型事例検討の試み．高齢者のケアと行動科学 8，pp.2-34，2013.

〔編著者〕

| | |
|---|---|
| 飯干 紀代子（いいほし きよこ） | 志學館大学人間関係学部教授 |
| 吉畑 博代（よしはた ひろよ） | 上智大学大学院言語聴覚研究センター教授 |

〔執筆者〕（五十音順）

| | |
|---|---|
| 相星 さゆり（あいほし さゆり） | 医療法人猪鹿倉会パールランド病院 |
| 阿部 晶子（あべ まさこ） | 国際医療福祉大学保健医療学部教授 |
| 池田 学（いけだ まなぶ） | 熊本大学大学院生命科学研究部教授 |
| 岩城 忍（いわき しのぶ） | 神戸大学大学院医学研究科 |
| 植田 恵（うえだ めぐみ） | 帝京平成大学健康メディカル学部准教授 |
| 氏田 直子（うじた なおこ） | 弘前医療福祉大学保健学部講師 |
| 永来 努（えいらい つとむ） | 株式会社コンパス イーリハ東大阪訪問看護ステーション |
| 江口 洋子（えぐち ようこ） | 慶應義塾大学医学部研究員 |
| 大川 一郎（おおかわ いちろう） | 筑波大学大学院人間総合科学研究科生涯発達科学専攻教授 |
| 大森 史隆（おおもり ふみたか） | 医療法人原三信病院香椎原病院 |
| 沖田 浩一（おきた ひろかず） | 金沢大学附属病院リハビリテーション部 |
| 加藤 佑佳（かとう ゆか） | 京都府立医科大学大学院医学研究科精神機能病態学特任助教 |
| 川上 紀子（かわかみ のりこ） | 川崎医療福祉大学医療技術学部講師 |
| 川口 美奈子（かわぐち みなこ） | 九州大学病院リハビリテーション部 |
| 北村 伊津美（きたむら いづみ） | 熊本大学大学院医学教育部 |
| 熊谷 文愛（くまがい ふみあい） | 虎の門病院耳鼻咽喉科 |
| 小薗 真知子（こぞの まちこ） | 熊本保健科学大学言語聴覚学専攻教授 |
| 小林 久子（こばやし ひさこ） | 首都医校言語聴覚学科 |
| 小森 憲治郎（こもり けんじろう） | 財団新居浜病院臨床心理科科長 |
| 三瓶 麻衣（さんぺい まい） | 太田綜合病院附属太田熱海病院言語療法科 |
| 島屋敷 英修（しまやしき ひでのぶ） | 鹿児島第一医療リハビリ専門学校 |
| 進藤 美津子（しんどう みつこ） | 上智大学名誉教授 |
| 鈴木 惠子（すずき けいこ） | 北里大学医療衛生学部講師 |
| 武村 紀裕（たけむら のりひろ） | 朝日医療専門学校岡山校 |
| 爲数 哲司（ためかず てつし） | 国際医療福祉大学福岡保健医療学部教授 |
| 津田 哲也（つだ てつや） | 県立広島大学保健福祉学部助教 |
| 中村 くみ子（なかむら くみこ） | 元太田綜合病院附属太田熱海病院言語療法科 |
| 能登谷 晶子（のとや まさこ） | 金沢大学医薬保健研究域保健学系教授 |
| 橋本 衛（はしもと まもる） | 熊本大学大学院生命科学研究部講師 |
| 長谷川 賢一（はせがわ けんいち） | 東北文化学園大学医療福祉学部教授 |
| 半田 理恵子（はんだ りえこ） | 夢のみずうみ村新樹苑 |
| 東川 麻里（ひがしかわ まり） | 北里大学医療衛生学部准教授 |
| 平野 絵美（ひらの えみ） | 医療法人社団友志会リハビリテーション花の舎病院 |
| 廣實 真弓（ひろざね まゆみ） | 帝京平成大学健康メディカル学部准教授 |
| 福永 真哉（ふくなが しんや） | 川崎医療福祉大学医療技術学部教授 |
| 福永 陽平（ふくなが ようへい） | 学校法人原田学園鹿児島医療技術専門学校 |
| 森田 秋子（もりた あきこ） | 医療法人珪山会鵜飼リハビリテーション病院 |
| 森本 陽子（もりもと ようこ） | 東京歯科大学市川総合病院 |
| 吉村 貴子（よしむら たかこ） | 大阪医療技術学園専門学校 |

### 高齢者の言語聴覚障害
―症例から学ぶ評価と支援のポイント―

2015年（平成27年）1月20日　初版発行

編著者　飯干紀代子
　　　　吉畑博代
発行者　筑紫恒男
発行所　株式会社　建帛社
　　　　KENPAKUSHA

〒112-0011　東京都文京区千石4丁目2番15号
　　　　　　TEL（03）3944-2611
　　　　　　FAX（03）3946-4377
　　　　　　http://www.kenpakusha.co.jp/

ISBN 978-4-7679-4538-5　C3047　エイド出版／亜細亜印刷／プロケード
Ⓒ飯干・吉畑ほか，2015.　　　　　　　　　　　　Printed in Japan
（定価はカバーに表示してあります。）

本書の複製権・翻訳権・上映権・公衆送信権等は株式会社建帛社が保有します。
JCOPY〈（社）出版者著作権管理機構　委託出版物〉
本書の無断複写は著作権法上での例外を除き禁じられています。複写される場合は，そのつど事前に，（社）出版者著作権管理機構（TEL03-3513-6969，FAX03-3513-6979，e-mail：info@jcopy.or.jp）の許諾を得て下さい。